Prof. Dr. med. Hellmut Mehnert
Privatdozent Dr. med. Eberhard Standl

Ärztlicher Rat für Diabetiker

Diät · Tabletten · Insulin · Ärztliche Betreuung
Harnzuckerselbstkontrolle · Komplikationen · Sport
und Beruf · Familienplanung · Urlaubsprobleme

2., überarbeitete Auflage
10 Abbildungen, 5 Tabellen

Georg Thieme Verlag Stuttgart 1979

Prof. Dr. med. Hellmut Mehnert
Chefarzt der III. Med. Abt. des Städt. Krankenhauses München-Schwabing und Leiter der Forschergruppe Diabetes (Klinik)
Kölner Platz 1, 8000 München 40

Priv.-Doz. Dr. med. Eberhard Standl
Oberarzt der III. Med. Abt. des Städt. Krankenhauses München-Schwabing und Mitglied der Forschergruppe Diabetes
Kölner Platz 1, 8000 München 40

CIP-Kurztitelaufnahme der Deutschen Bibliothek

Mehnert, Hellmut:
Ärztlicher Rat für Diabetiker : Diät, Tabletten, Insulin, ärztl. Betreuung, Harnzuckerselbstkontrolle, Komplikationen, Sport u. Beruf, Familienplanung, Urlaubsprobleme / Hellmut Mehnert ; Eberhard Standl. – 2., überarb. Aufl. – Stuttgart : Thieme, 1979.
 (Thieme, ärztlicher Rat)
 ISBN 3-13-529802-7
NE: Standl, Eberhard:

Umschlagentwurf: Prof. Kurt Weidemann, Stuttgart

1. Aufl. 1975

Geschützte Warennamen (Warenzeichen) werden *nicht* besonders kenntlich gemacht. Aus dem Fehlen eines solchen Hinweises kann also nicht geschlossen werden, daß es sich um einen freien Warennamen handele.
Alle Rechte, insbesondere das Recht der Vervielfältigung und Verbreitung sowie der Übersetzung, vorbehalten. Kein Teil des Werkes darf in irgendeiner Form (durch Photokopie, Mikrofilm oder ein anderes Verfahren) ohne schriftliche Genehmigung des Verlages reproduziert oder unter Verwendung elektronischer Systeme verarbeitet, vervielfältigt oder verbreitet werden.
© 1975, 1979 Georg Thieme Verlag. D-7000 Stuttgart 1, Herdweg 63, Postfach 732
Printed in Germany – Satz: Fotosatz Tutte, D-8391 Salzweg-Passau, (gesetzt auf VIP) Druck: Georg Appl, D-8853 Wemding

ISBN 3-13-529802-7

Vorwort zur 1. Auflage

Die auf dem Umschlag dieses Buches abgebildeten Symbole – ein Harnzuckerteststreifen, ein Reagenzglas zur Harnzuckerselbstkontrolle und in der Mitte eine Blutzuckerpipette – sollen dem Leser zeigen, worum es uns geht. Wir wollen zwar im Sinne des Buchtitels „Ärztlichen Rat für Diabetiker" erteilen, dabei aber zugleich zu erkennen geben, daß dies allein nicht genügt. Ohne die aktive Mitarbeit des Patienten ist der Diabetes nicht erfolgreich zu behandeln. Deswegen ist das Symbol für die ärztliche Kontrolle, die Blutzuckerpipette, gleichsam eingebettet zwischen den Hilfsmöglichkeiten, die der Patient zur häuslichen Selbstkontrolle des Urins auf Zucker benötigt. Natürlich geht es in diesem Buch nicht nur um solche Untersuchungen und um die Aufforderung, sie durchzuführen. Auch über andere Probleme des Diabetes sollte der Patient Bescheid wissen. So kann es ohne Kenntnis der Diät und ohne Befolgen der vorgeschriebenen medikamentösen Behandlung keine erfolgreiche Diabetestherapie geben. Als Partner und nicht als untergeordneter Erfüllungsgehilfe des Arztes soll der Diabetiker auch darüber informiert sein, warum der große Aufwand mit Diät, Tabletten- oder Spritzenbehandlung, häuslicher Harnzuckerselbstkontrolle sowie ärztlichen Blutzuckerbestimmungen und Harnuntersuchungen erforderlich ist. Der Patient hat das Recht zu erfahren, welche gesundheitlichen Vorteile die dadurch erreichbare „gute Diabeteseinstellung" mit sich bringt, bzw. er soll wissen, was eintreten kann, wenn diese Maßnahmen vernachlässigt werden. Schließlich wollen wir in diesem Buch – ohne den Diabetes zu bagatellisieren – den Lesern Mut machen und Selbstvertrauen geben. Denn Diabetiker können beinahe jeden Beruf ergreifen; diabetische Frauen und Männer können gesunde Kinder bekommen; Diabetiker sollen Sport treiben und auf Reisen gehen, kurzum, Diabetiker sind keine „halben Menschen", wie es von unvernünftigen Leuten behauptet wird. Übrigens kann jeder Leser seine Kenntnisse an Hand von Quiz-Fragen, die in einem eigenen Kapitel zusammengestellt sind, überprüfen.
Wenn das Buch dazu beiträgt, daß der Patient die Furcht vor seinem Diabetes verliert, daß also er den Diabetes beherrscht und der Diabetes nicht mehr ihn beherrscht, dann hat es seinen Zweck erfüllt.

München, im Juli 1975

H. Mehnert
E. Standl

Vorwort zur 2. Auflage

Obwohl sich drei Jahre nach Fertigstellung der 1. Auflage für den diabetischen Laien keine entscheidenden Neuerungen, die ein „Umdenken" bei der Zusammenarbeit mit dem Arzt erfordern würden, ergeben haben, waren wir doch überrascht, daß zahlreiche, auch für den Laien wichtige Änderungen für die 2. Auflage unseres Buches notwendig wurden. Besonders augenfällig wird dies bei den Kapiteln, die sich mit der Diabetestherapie und insbesondere mit der Behandlung mit Tabletten auseinandersetzen, da inzwischen der größte Teil der bisher weit verbreiteten Biguanidpräparate nicht mehr im Handel ist. Aber auch im Zusammenhang mit der Diät (Definierung der „neuen BE") und bei den zur Verfügung stehenden Insulinpräparaten hat es Änderungen gegeben, die berücksichtigt werden mußten. Durch die Einführung neuer Maßeinheiten bei der Bestimmung so wichtiger und auch dem Diabetiker geläufiger Werte wie Blutzucker und Blutfette, waren wir gehalten, für diejenigen Patienten, deren Ärzte sich dieser Maßeinheiten bedienen, die entsprechenden neuen Angaben zu vermerken bzw. zum besseren Verständnis eine Umrechnungstabelle anzufügen. Es würde zu weit führen, an dieser Stelle auf all das näher einzugehen, was in der zweiten Auflage überarbeitet wurde. Dies ist auch nicht der Sinn eines Vorworts, das ja der Lektüre des Buches nicht vorgreifen soll. Das Ziel der Autoren ist unverändert geblieben:
Das Buch möge dazu beitragen, den Kontakt zwischen Arzt und Patient zu verstärken und dem Diabetiker helfen, seinen unentbehrlichen Anteil bei der Behandlung zu leisten.

München, im Januar 1979

H. Mehnert
E. Standl

Inhaltsverzeichnis

Vorworte III

Wen geht dieses Buch an? 1

Der Diabetes –
eine Volkskrankheit 2

Ursachen und Entstehung des Diabetes 3

Erblich bedingte Stoffwechselkrankheit 3
90 Prozent der Erwachsenendiabetiker sind übergewichtig .. 4
Der Einfluß von Infektionen 4
Leber- und Bauchspeicheldrüsenkrankheiten als Risiko-
faktoren 5

Krankheitsbeginn während der
Schwangerschaft 6
Überfunktion von Hormondrüsen
– eine seltene Ursache 6
Gefährdung durch Medikamente 8

Was ist Diabetes? 9

Absoluter oder relativer Insulin-
mangel 9
Blutzucker hat jeder Mensch 9
Zucker im Urin, wenn die Nieren-
schwelle überschritten ist 10
Blutzucker in „Millimol
pro Liter"? 11
Insulin senkt den Blutzucker und
begünstigt den Aufbau von
Fett 11
Jugendlichen- und Erwachsenen-
diabetes 12

Blutzucker nach dem Essen
erhöht 13
Orale Glukosebelastung 13
Hinweis durch überschwere
Neugeborene 13
Entscheidende Besserung des
Diabetes durch Gewichts-
abnahme 14
Remissionsphase nur kurzfristig . 14
Die Spätkomplikationen –
das zweite Gesicht des Diabetes 15
Hoffnung auf neue
Entwicklungen 15

Wann wird es gefährlich? 17

„Fleisch und Bein schmelzen zu
Urin zusammen" 17
Diabetisches Koma: Bewußtlosig-
keit infolge Austrocknung und

Übersäuerung 18
Komawarnsymptome beachten .. 19
Idealfall nur selten erreichbar ... 20

Vom Nutzen einer guten Diabetesbehandlung 20

Der Anreiz zum Mitmachen 22
Vermeiden von akuten Gefahren und Beschwerden 22
Schutz vor Spätkomplikationen .. 23
Einsparen von Medikamenten ... 24

Moderne Diät – kein Hungerregime! 25

Nährstoffe zum Aufbau und Betrieb des Körpers 25
Was sind Kohlenhydrate? 26
Fett und Eiweiß 27
Wieviel braucht der Mensch? ... 27
Überschüssige Vorräte aufzehren 28
Öfter, aber weniger essen! 28
Hände weg vom Zucker! 29
Süß, aber nicht verboten! 30
Andere diätetische Lebensmittel 31
Unerwünschtes und Unnötiges .. 32
Diätberatung – Diätverordnung . 33
Diät ohne Berechnung nicht möglich 33
Einmaleins der Kohlenhydratberechnung 34
Achten auf verstecktes Fett 35
Keine strengen Maßstäbe bei der Eiweißberechnung 35
Diätwaage und Meßbecher 36

Behandlung mit Tabletten 37

Ein spannendes Kapitel Medizingeschichte 37
Erprobung im Selbstversuch 37
Wirkung auf die B-Zellen 38
Wie sollen die Tabletten nicht wirken? 39
Gefahr bei falscher Einnahme ... 39
Diät nicht zu ersetzen 40
Wann sollen die Tabletten eingenommen werden? 41
Biguanide – kaum noch in Gebrauch 41

Das Wundermittel Insulin 42

Dem Tod entronnen 43
Hormonextrakt aus der Bauchspeicheldrüse 45
40 Einheiten pro Milliliter (Kubikzentimeter) 45
Was muß man über die Insulinbehandlung wissen? 46
Der richtige Abstand zwischen Spritze und Essen 47
Spritzen aus Kunststoff und Glas . 48
Gefühl durch Automatik nicht zu ersetzen 49
Wie spritzt man Insulin? 49
Spritzen nach Plan 50
Vorübergehende Sehstörung 51
Verwendung von hochgereinigten Insulinen 53
Unterzuckerung als häufigste Nebenwirkung 53
Die Insulindosis anpassen 54
Niemals gut eingestellt? 55

Wenn der Zucker trotzdem steigt 56

Nichts mehr zu machen? 57

Wenn der Zucker zu tief absinkt 57

Blutzucker unter 50 mg%	58	tienten können gefährdet sein .	59
Verwechslung mit einem Betrunkenen	59	Kohlenhydrate zuführen! .... Richtlinien für Angehörige	60 60
Auch tablettenbehandelte Pa-			

Trimm Dich für den Diabetes! 61

Eine wirkliche Leistung ist gemeint	61	Hochleistungssport ungünstig ... Ausgleich durch Extra-BE	64 64
Muskelarbeit senkt den Blutzucker	62	Verringerung der Insulindosis ... Gerüstet sein	65 65
„Lauf um Dein Leben"	63		

Harnzuckerselbstkontrolle 66

Selbstkontrolle – warum?	67	absprechen	70
Geeignete Untersuchungsmethoden	67	„Zwischen 1 und 2 Spritzen" ... Bei Hypoglykämien nicht zu Fehl-	71
Drei-Stufen-Kontrollplan	68	entscheidungen verleiten	
Die Konsequenzen mit dem Arzt		lassen	72

Gefäßschäden bestimmen das Schicksal 72

Makro- und Mikroangiopathie ..	73	reich zu behandeln	75
Risikofaktoren ausschalten	73	Vorbeugen ist wichtiger als	
Erkennung mit dem Augenspiegel	74	Heilen	76
Entzündungen der Nieren erfolg-		Behandlung mit Lichtstrahlen ...	76

Sonstige Komplikationen und Begleitkrankheiten 77

Gefährdete Füße	78	Gallensteine rechtzeitig operieren?	82
Richtlinien zur Fußpflege	78	Mastfettleber verschwindet durch	
Auch Gefäße können trainiert werden	79	Gewichtsabnahme .... Anfällig für Hautinfektionen	82
Die diabetische Nervenerkrankung hat viele Gesichter	81	und Juckreiz .... Gestörte Sehkraft	83 84

Der kranke Diabetiker 85

Insulin niemals weglassen	85	Welche anderen Medikamente be-	
Fall 1 – Nachspritzen bei starker Harnzuckerausscheidung	85	einflussen den Blutzucker? .... Verfälschte Harnzucker-	87
Fall 2 und 3 – Kein oder wenig Zucker im Urin	86	ergebnisse	87

Wenn man ins Krankenhaus muß	88	Gut eingestellter Diabetes kein Hindernis für Operation	89

Das diabetische Kind ... 89

Kindlicher Diabetes: Häufigkeit, Beginn, Verlauf	89	lehnen	92
Meist typischer Insulinmangeldiabetes	89	Späteres Umdenken nicht zu erwarten	93
Ersteinstellung und Schulung in der Klinik	90	Überprüfung durch Gewichts- und Harnzuckerkontrollen	93
		Sport nach den Mahlzeiten	94
Kritische Phase während der Pubertät	91	Normal begabt	95
Berechnung der Kost unumgänglich	92	Sommerferienlager für diabetische Kinder	96
Freie Kost ist entschieden abzu-		Keine Katastrophe für die Familie	96

Mutter trotz Diabetes ... 97

Risiko – vor allem für das Kind	97	Überwachung durch Internist und Geburtshelfer	100
Die Schwangerschaft planen	98		
Der Stoffwechsel ändert sich	99	Festlegung des Geburtstermins	101
		Nach der Entbindung	101

Ehe, Familie, Beruf ... 102

Mitleid ist nicht gefragt	103	Dienst	106
Vor einer Ehegründung	103	Verhalten am Arbeitsplatz	108
Information für den nichtdiabetischen Ehepartner	104	Erwerbsminderung – ein vordergründiger Vorteil	109
Den richtigen Beruf wählen	105	Rechtsanspruch nach dem Bundessozialhilfegesetz	110
Einstellung im Öffentlichen			

Der Ärger mit dem Führerschein ... 111

Ärztliches Gutachten erforderlich	112	erlaubnis	112
In seltenen Fällen keine Fahr-		Regeln für autofahrende Diabetiker	113

Diabetiker auf Reisen ... 114

Wissen in die Praxis umsetzen	115	Kummer mit dem Insulin?	116
Freude am Essen – auch im Urlaub	115	Bei Flugreisen aufpassen	117

Deutscher Diabetikerbund und Diabetes-Journal ... 118

Sollen diabetische Laien sich „organisieren"?	118	Einsatz bei den Behörden	119
		Eine Zeitschrift für Diabetiker	120

Das Geschäft mit dem Diabetes ... 121
Von wem lassen Sie Ihr Haus bauen? ... 122

Sind Sie ein Diabetiker oder ein Zuckerkranker? ... 122

Auf dem Weg zur „bedingten Gesundheit" ... 123

Anhang ... 125
Quiz für Diabetiker ... 125   Quizauflösung ... 135

Tabellen ... 136
Vermerk für den Diabetikerausweis in fremden Sprachen ... 146

Merkblätter ... 149
Vorsorgeprogramm für diabetesbedingte Gefäßkomplikationen und Folgekrankheiten ... 149
„Hinweise für die Erzieher diabetischer Kinder" ... 149
„Richtlinien für insulinspritzende Kraftfahrer" ... 151

Sachverzeichnis ... 152

Wen geht dieses Buch an?

Eigentlich alle Diabetiker! Ist es aber berechtigt, „alle Diabetiker" gleichsam in einen Topf zu werfen? Bestehen nicht je nach Lebensalter und Diabetestyp unterschiedliche Probleme? Das trifft zweifellos zu, auch wenn, wie zu zeigen sein wird, viele Gemeinsamkeiten vorhanden sind, die eine einheitliche Betrachtung der Krankheit ermöglichen. Stellen wir aber zunächst drei Fälle vor, wie sie immer wieder auftreten und in denen sich die meisten Leser dieses Buches wiedererkennen können.

1. Der insulinspritzende Diabetiker.
   Alter 20, 40 oder 60 Jahre, vielleicht aber auch erst 5 oder 15. Beginn des Diabetes mit starkem Durst, vermehrtem Wasserlassen, auffälliger Gewichtsabnahme, mitunter sogar mit einem diabetischen Koma. Kein erhebliches Übergewicht, eher Untergewicht. Zur Einstellung auf Insulin war eine sofortige Krankenhausaufnahme notwendig. Bei Feststellung des Diabetes in jüngeren Jahren sind zumeist zwei Spritzen täglich erforderlich. Unterzuckererscheinungen treten stets dann auf, wenn Mahlzeiten vergessen werden oder die zusätzliche körperliche Arbeit nicht beachtet wird. Die Leute reden von dem „armen Kerl" oder der „armen Frau" mit dem „schweren Diabetes", der sogar mit Spritzen behandelt werden muß. Natürlich meinen sie, daß eine solche Frau keine Kinder bekommen kann.
2. 50, 60 oder 70jähriger Patient oder Patientin.
   Der Diabetes hat kaum jemals vor dem 40. Lebensjahr begonnen. Stets hat das Essen gut geschmeckt. In der Familie waren von jeher alle dick, natürlich auch der Patient. Der Arzt sagt, daß dieser Diabetes eigentlich mit Diät allein behandelt werden könnte. Mit der Gewichtsabnahme gibt es aber Schwierigkeiten. Deswegen sind Tabletten verschrieben worden. Der Arzt tut dies nur widerstrebend und weist auf die Notwendigkeit der alleinigen Behandlung mit Diät hin. Der Beginn des Diabetes war ähnlich wie bei dem ersten Patienten, nur zog sich das ganze über mehrere Monate hin (der Durst war im Sommer gar nicht so schlimm, wie gut doch da das Bier schmeckte!).
3. Der von Anfang an beschwerdefreie Patient; man könnte ihn auch den „Zufallsdiabetiker" nennen.

Bei einer Einstellungsuntersuchung oder anläßlich einer Reihenuntersuchung oder weil der Patient sich selbst einen Harnzuckerteststreifen gekauft und den Urin geprüft hatte, wurde die Ausscheidung von Zucker festgestellt. Tatsächlich wurde vom Arzt dann mit Blutzuckerbestimmungen ein Diabetes diagnostiziert. Dabei hatte der zumeist ältere (kaum jemals weniger als 30 Jahre alte) Patient nie Beschwerden gehabt. Fast ärgert er sich, daß der Diabetes entdeckt worden ist, weil er sich seitdem immer Vorwürfe macht, wenn er zu viel ißt oder Süßigkeiten nascht. Warum wohl der Arzt überhaupt auf einer Behandlung besteht?

Haben Sie sich wieder erkannt? Und drängen sich Ihnen nicht die gleichen Fragen auf wie diesen drei Patienten? Sie wollen sicher wissen, wie es überhaupt zum Diabetes kommt und warum der Schweregrad so unterschiedlich sein kann. Warum muß ich spritzen, während „die anderen" Tabletten nehmen dürfen oder gar nur eine Diät einhalten? Warum muß bei meinem Kind schon ein Diabetes auftreten, während die Großmutter ihn erst mit 70 Jahren bekommen hat? Was sind das für Gefäßerkrankungen, die der Arzt immer erwähnt, wenn er auf die Wichtigkeit einer „guten Einstellung" hinweist? Was ist überhaupt eine „gute Einstellung", von der der Arzt spricht, wenn Blut- und Harnzuckerwerte sowie andere Untersuchungen zufriedenstellend ausgefallen sind? Warum wird so viel Wert auf das Körpergewicht gelegt? Ist es richtig, daß Diabetikerinnen heute Kinder bekommen können? Und wie steht es mit der Lebenserwartung diabetischer Kinder und mit der Möglichkeit, daß Kinder von Diabetikerinnen ebenfalls einen Diabetes bekommen? Ist man als Zuckerkranker nicht ein Mensch zweiter Klasse? Darf man Sport treiben? Welche Berufe sind unerwünscht oder verboten? Und die Probleme mit der Diät und dem Insulin und...

Der Diabetes – eine Volkskrankheit

Der Diabetes kommt viel häufiger vor, als manche glauben. Mindestens 2 bis 3 Prozent der Bevölkerung, also von den 60 Millionen in der Bundesrepublik lebenden Menschen gewiß 1,5 Millionen, haben sich als Diabetiker mit diesen Problemen zu beschäftigen. Darüber hinaus gibt es eine große Zahl unentdeckter Diabetiker, deren Anteil bei etwa 1 Prozent liegen dürfte. Bei Reihenuntersuchungen auf Diabetes werden viele bislang unentdeckte Patienten erfaßt und der Behandlung zugeführt. Interessant und wichtig ist, daß weitere 10 Prozent, also etwa zusätzlich 6 Millionen Bürger der Bundesrepublik, einen „versteckten Diabetes" haben, den die Ärzte „subklinisch" oder „asymptomatisch" nennen. Dies sind Frühformen des Diabetes, die nur mit bestimmten Tests, also z. B. mit einer Zuckerbelastungsprobe (s. S. 13), zu entdecken sind. Von annähernd 25 Prozent der Bevölkerung, also von jedem vierten Einwohner, nimmt man an, daß er eine oder mehrere diabetische Erbanlagen hat. „Volkskrankheit Diabetes" – dieser Bezeichnung kann man angesichts der weiten Verbreitung der Erkrankung uneingeschränkt zustimmen. Dennoch gibt es kaum eine Krankheit, die sich bei rechtzeitiger Entdeckung so gut behandeln läßt wie gerade der Diabetes. Voraussetzung ist das Wissen um die Probleme, die sich dabei ergeben. Niemand soll sich entmutigen lassen. Haben wir nicht alle einmal in der Schule Dinge lernen müssen, von denen wir zunächst glaubten, daß wir sie nie beherrschen würden? So ist es auch mit dem Wissen um den Diabetes. Beim Diabetes handelt es sich um eine Krankheit, deren wichtigste Kriterien und Behandlungsmöglichkeiten der Laie innerhalb kurzer Zeit kennenlernen kann, wenn er sich darum bemüht. Das Buch „Ärztlicher Rat für Diabetiker" soll ihm hierbei helfen.

Ursachen und Entstehung des Diabetes

Erblich bedingte Stoffwechselkrankheit

Warum habe gerade ich Diabetes? Unzählige zuckerkranke Menschen hat diese Frage schon bewegt. Die Antwort, daß Diabetes eine erblich bedingte Stoffwechselkrankheit ist, befriedigt nur teilweise angesichts des Mißverhältnisses zwischen etwa 25 Prozent der Bevölkerung mit der erblichen Veranlagung für Diabetes und rund 3 Prozent der Einwohner Deutschlands, die unbehandelt tatsächlich unter Alltagsbedingungen erhöhte Blut- und Harnzuckerwerte aufweisen, also an einem sog. manifesten Diabetes leiden. Oft ist auch bei Ausbruch der Zuckerkrank-

heit, soweit sich das verfolgen läßt, unter den Blutsverwandten noch kein weiterer Fall von Diabetes bekannt; dies ändert sich allerdings meist im Laufe der nächsten Jahre.
Der Erbgang des Diabetes läßt sich nicht eindeutig in die üblichen Kategorien („dominant", „rezessiv") einordnen, sicherlich spielen mehrere Erbfaktoren eine Rolle. Bei der Erforschung der familiären Belastung muß man vor allem berücksichtigen, daß in früheren Jahren viele der auf S. 1 beschriebenen „Zufallsdiabetiker" nicht entdeckt wurden, oder daß diabetesbelastete Vorfahren verstorben sind, noch ehe sich die Zuckerkrankheit bis zum manifesten Stadium entwickeln konnte.

90 Prozent der Erwachsenendiabetiker sind übergewichtig

Die erbliche Veranlagung allein bedeutet noch nicht, unter allen Umständen zuckerkrank zu werden. In den meisten Fällen tragen äußere Faktoren ganz entscheidend zum Ausbruch eines Diabetes bei, allen voran das Übergewicht, die Fettsucht. Mit zunehmendem Übergewicht steigt das Risiko, einen Diabetes zu entwickeln, auf das 5 bis 10fache. Von den Diabetikern des sog. Erwachsenentyps – also von den auf S. 1 beschriebenen Patienten, die zumeist erst nach dem 40. Lebensjahr zuckerkrank werden, sowie von den „Zufallsdiabetikern" – sind über 90 Prozent übergewichtig. Wer diese Zusammenhänge zwischen Fettsucht und Diabetes kennt, den verwundert es nicht, daß während der „mageren" Kriegs- und Nachkriegsjahre die Häufigkeit des Diabetes stark zurückgegangen war. Erst unter der Einwirkung der nachfolgenden unmäßigen Ernährung und unter der Last des bei vielen Menschen übermächtig angewachsenen Fettgewebes entfalten die erwähnten Erbfaktoren ihre krankmachende Wirkung.

Der Einfluß von Infektionen

Viele Diabetiker könnten an Hand dieser Erklärungen bereits jetzt schon die Frage beantworten, warum gerade sie an einem Diabetes leiden, sie könnten also mit dem Lesen des Kapitels „Ursachen und Entstehung der Zuckerkrankheit" hier abbrechen. Neben der beklagenswert häufigen Fettsucht gibt es aber noch andere äußere Einflüsse, die eine erblich vorgegebene Zuckerkrankheit auftreten oder – wie man auch sagt – „manifest werden" lassen. So besteht beispielsweise bei etwa

10 Prozent der Patienten bei Ausbruch des Diabetes gleichzeitig ein schwerer Infekt. Wie erfahrene Diabetiker sicherlich schon wissen, verschlechtert im allgemeinen ein Infekt vorübergehend die Stoffwechsellage; ein noch „versteckter" Diabetes kann durch den gleichen Mechanismus in das manifeste Stadium übergehen. Wiederholt ist sogar die Meinung vertreten worden, Diabetes könne in manchen Fällen, besonders bei Kindern und Jugendlichen, überhaupt durch Infektionen verursacht sein, genauer gesagt, durch Infekte mit Viren (kleinste Krankheitserreger), die unter anderem eine akute Entzündung der Bauchspeicheldrüse hervorrufen. Neben einigen wenigen Beobachtungen bei Kindern, wo im Gefolge von Mumps (Ziegenpeter) oder Röteln ein Diabetes aufgetreten ist, hat vor allem das sogenannte Coxsackievirus Typ B 4 in letzter Zeit Aufmerksamkeit erregt. Allerdings ist der Prozentsatz von Diabetikern, die eine derartige Infektion durchgemacht haben, nicht größer als in der nichtdiabetischen Bevölkerung. Mittlerweile vermutet man aber, daß bei denjenigen Menschen, die im Rahmen eines solchen Virusinfekts einen Diabetes entwickeln, das körpereigene Abwehrsystem, das seinerseits von erblichen Faktoren abhängig ist, mit besonderen, in diesem Fall ungünstigen Abwehrvorgängen reagiert. Immerhin hat man bei kindlichen und jugendlichen Diabetikern vermehrt bestimmte erbabhängige Faktoren („HLA-Antigene") gefunden, die eng mit dem körpereigenen Abwehrsystem zusammenhängen. Fehlgeleitete Abwehrreaktionen des Körpers auf einen solchen Virusinfekt sollen dann das insulinproduzierende Gewebe in der Bauchspeicheldrüse zerstören und damit zu einem Diabetes führen. Diese Vorstellungen, nach denen letztlich wiederum erbliche Gegebenheiten für das Auftreten eines Diabetes ausschlaggebend wären, sind jedoch noch Gegenstand weiterer wissenschaftlicher Untersuchungen, vor allem auch wie häufig oder – richtiger? – wie selten sie im Einzelfall tatsächlich zutreffen. Sowohl für diese möglichen Sonderformen von Virusinfekten als auch für die Mehrzahl der übrigen Infektionen gilt aber nach wie vor, daß sie zwar bei entsprechender erblicher Veranlagung den Ausbruch eines Diabetes begünstigen können, ihn aber nicht selbst bzw. ausschließlich verursachen.

Leber- und Bauchspeicheldrüsenkrankheiten als Risikofaktoren

Leberkrankheiten, wie z. B. chronische Leberentzündungen und die

Schrumpfleber (Zirrhose), sowie chronische Entzündungen der Bauchspeicheldrüse sind in vielen Fällen mit einer Störung des Zuckerhaushalts im Sinne eines Diabetes vergesellschaftet. Dabei gehen diese Krankheiten der Zuckerstoffwechselstörung meist voraus, was ihre Stellung als ,,Risikofaktor" für das Manifestwerden eines erblich angelegten Diabetes unterstreicht. Eine Kombination von Leber- und Bauchspeicheldrüsenschrumpfung aufgrund einer seltenen Eisenstoffwechselstörung wird als Eisenspeicherkrankheit oder Hämochromatose bezeichnet. Fast immer tritt dabei ein Diabetes auf. Die rauchbraune Hautfarbe hat diesen Patienten auch den Namen ,,Bronzediabetiker" eingetragen.

Krankheitsbeginn während der Schwangerschaft

Veränderungen im Hormonhaushalt können der Entwicklung einer diabetischen Stoffwechsellage Vorschub leisten. Als praktisch wichtiges Beispiel ist die Schwangerschaft zu nennen, während der es bei ungefähr einem Prozent aller bisher gesunden Frauen zum ersten Auftreten eines Diabetes kommt. Zwar verschwinden die Symptome des Diabetes oft nach dem Ende der Schwangerschaft, aber innerhalb von 10 Jahren erkrankt etwa ein Drittel dieser Frauen an einer manifesten Zuckerkrankheit. Dieser Diabetes wäre wohl auch ohne vorangegangene Schwangerschaft früher oder später aufgetreten, kann aber durch die hormonellen Umstellungen während einer Schwangerschaft schon Jahre vorher erkannt werden. Solche Frauen haben dann die Möglichkeit, durch vorbeugende Maßnahmen (Vermeidung von Übergewicht) den endgültigen Ausbruch der Zuckerkrankheit hinauszuschieben oder womöglich zu verhindern.

Überfunktion von Hormondrüsen – eine seltene Ursache

Unter der Masse von Diabetikern gibt es sehr vereinzelt Patienten, bei denen die Zuckerstoffwechselstörung durch eine ständige krankhafte Überproduktion von Hormonen mitverursacht wird. Für besonders interessierte Leser seien diese Hormone kurz aufgeführt: Nebennierenhormone, Schilddrüsenhormone, Hormone des Vorderlappens der Hirnanhangsdrüse sowie das Glukagon aus den Langerhansschen Inseln der Bauchspeicheldrüse (s. auch Abb. 1, S. 7). Davon abzugrenzen ist die Tatsache, daß auch größere körperliche Belastungen, z. B. eine Operation oder eine schwere Verletzung, vorübergehend eine erhöhte

Abb. 1 a
Die Langerhansschen
Inseln in der Bauch-
speicheldrüse.

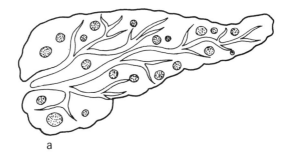

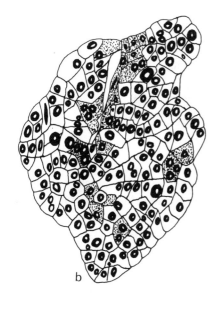

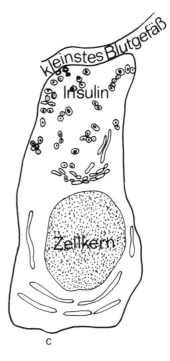

Abb. 1 b Eine Langerhanssche Insel mit verschiedenen Zellen (einschließlich der Insulin-produzierenden B-Zellen) unter dem Mikroskop.

Abb. 1 c Eine sogenannte B-Zelle in einer Langerhansschen Insel (etwa
10 000fach vergrößert). In den langgezogenen Schläuchen im Bild unten
wird das Insulin hergestellt, in den zusammenhängenden Bläschen ober-
halb des Zellkerns wird es verpackt und in den Bläschen im Bild ganz oben
gespeichert. Von dort wird es bei Bedarf in die Blutbahn abgegeben.

Freisetzung einiger der genannten Hormone bedingen können. Dies erklärt zwar, warum anläßlich eines chirurgischen Eingriffs oder eines Knochenbruchs die Blutzuckerwerte bei bisher Gesunden ansteigen können, ein dauerhafter Diabetes ohne vorhandene Erbfaktoren kann damit aber nicht begründet werden. Ähnlich verhält es sich auch mit Ansichten wie: „Mein Zucker ist durch eine schwere seelische Erschütterung entstanden". Eine solche Meinung würde bedeuten, daß psychische Faktoren den Zuckerstoffwechsel direkt nachteilig beeinflussen. Als überzeugender Beweis dafür, daß solche Vorstellungen irrig sind, können die in der Kriegs- und Nachkriegszeit gemachten Beobachtungen gelten: Damals ist so gut wie nie infolge einer schweren körperlichen Belastung oder eines seelischen Schocks ein bleibender Diabetes zum Ausbruch gekommen. Einzige Ausnahme für eine Zuckerkrankheit als Folge einer Körperverletzung – auch bei Menschen ohne diabetische Erbanlage – bilden jene sehr seltenen Fälle, bei denen nach einem Unfall praktisch die gesamte Bauchspeicheldrüse zugrunde geht oder aus irgendeinem Grund operativ entfernt werden muß.

Gefährdung durch Medikamente

Auch Medikamente können zum Auftreten eines Diabetes beitragen. An erster Stelle müssen hier das Cortison und seine Abkömmlinge erwähnt werden; das sind Wirksubstanzen, die den Nebennierenrindenhormonen entsprechen. Man wird diese Medikamente nur nach sorgfältigem Abwägen aller Gesichtspunkte einsetzen. Die örtliche Anwendung von Cortison, z. B. in Form einer Salbe, spielt allerdings für den Zuckerhaushalt keine Rolle. Weniger ausgeprägt, aber noch deutlich nachweisbar, ist die nachteilige Wirkung bestimmter harntreibender Mittel sowie der sogenannten Ovulationshemmer, die in der Umgangssprache als Antibabypille bezeichnet werden. Auch sie können, zumeist erst nach längerer Einnahme, zu einer vorzeitigen Diabetesmanifestation führen oder eine bestehende diabetische Stoffwechsellage verschlechtern (s. auch S. 87).
Warum habe gerade ich Diabetes? Fast alle Patienten dürften auf diese Frage eine befriedigende Antwort erhalten haben. Es muß aber betont werden, daß manchmal, gerade bei kindlichen und jugendlichen Diabetikern, außer vielleicht von besonderen erblichen Gegebenheiten keine weiteren Gründe ersichtlich oder zumindest noch nicht bekannt sind.

Was ist Diabetes?

Die in der Medizinersprache für die Zuckerkrankheit geläufige Bezeichnung Diabetes mellitus bedeutet „honigsüßes Hindurchfließen". Gemeint ist damit die Zuckerausscheidung im Urin. Dieses Krankheitssymptom ist schon seit Jahrhunderten bekannt. Aber erst Ende des 19. und Anfang des 20. Jahrhunderts begann man zu verstehen, wodurch diese Erscheinung hervorgerufen wird.

Absoluter oder relativer Insulinmangel

Heute weiß man, daß die Stoffwechselkrankheit Diabetes mellitus auf einem absoluten oder relativen Mangel an Insulin beruht, jenem Hormon der Bauchspeicheldrüse also, das in den B-Zellen der Langerhansschen Inseln in der Bauchspeicheldrüse gebildet wird (Abb. 1a–c). Der Orthopäde FREDERICK BANTING und der Medizinstudent CHARLES BEST isolierten dieses Hormon 1921 aus den Bauchspeicheldrüsen von Hunden. Bereits ein Jahr später konnte das für viele Patienten lebensrettende Medikament Insulin in der Behandlung der Zuckerkrankheit eingesetzt werden (s. auch S. 41).

Blutzucker hat jeder Mensch

„Habe ich nun eigentlich Blutzucker oder Harnzucker?" haben schon viele frisch entdeckte Diabetiker ihren Arzt gefragt. Blutzucker hat jeder Mensch, und Zucker im Urin scheidet er nur aus, wenn sein Blutzucker eine bestimmte Höhe überschreitet, die sogenannte Nierenschwelle. Abb. 2 zeigt am Beispiel eines Diabetikers, wie der Blutzuckerspiegel im Tagesverlauf, vor allem nach den Mahlzeiten, die Nierenschwelle übersteigt und dabei Zucker in den Harn übertritt. Zucker im Blut muß jeder Mensch haben. Viele Körperorgane, allen voran das Zentralnervensystem, aber auch die Blutzellen sowie zum Teil Muskel- und Fettgewebe, Leber und Niere, um nur die wichtigsten zu nennen, sind auf den Zucker, genauer gesagt den Traubenzucker („Glukose"), als Energiespender angewiesen, der mit dem Blut herangeführt wird. Der Körper haushaltet für gewöhnlich sehr sorgsam mit dem Treib-

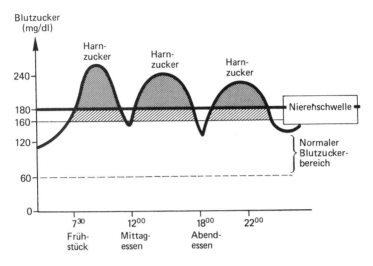

Abb. 2 Beziehung zwischen Blut- und Harnzucker bei einem diabetischen Patienten („Nierenschwelle").

stoff Glukose. Nur etwa 1 Gramm Traubenzucker pro Liter Blut zirkuliert unter normalen Umständen in der Blutbahn. Medizinisch fachgerechter ausgedrückt heißt das, daß der Blutzucker beim Stoffwechselgesunden im Nüchternzustand nicht unter 60 mg (Milligramm) pro 100 ml (Milliliter) Blut – kurz 60 mg% – absinkt und nach dem Essen nicht über 140 mg% ansteigt. (Bezüglich neuer Maßeinheiten für die Blutzuckerangaben siehe S. 11). Diese feine Regulierung wird hauptsächlich durch das Insulin gewährleistet, das von der Bauchspeicheldrüse je nach Bedarf, also nach der Höhe des Blutzuckers, ausgeschüttet wird.

Zucker im Urin, wenn die Nierenschwelle überschritten ist

Beim Diabetiker ist dieses thermostatähnliche Wechselspiel gestört, das Insulin fehlt entweder ganz oder teilweise. Der Blutzucker beginnt anzusteigen, besonders wenn die zuckerbildenden Stoffe, die sogenannten Kohlenhydrate, aus der Nahrung über den Darm ins Blut gelangen. Dabei muß nicht unbedingt gleichzeitig auch Zucker im Urin erscheinen. Dies geschieht erst, wenn die Nierenschwelle erreicht ist (s. nochmals Abb. 2), die beim Erwachsenen bei einer Blutzuckerhöhe von 160 bis 180 mg% liegt, bei Kindern auch niedriger. Es gibt durchaus Diabetiker, die trotz eindeutig erhöhter Blutzuckerwerte keinen, oder – besser gesagt – noch keinen Zucker im Urin ausscheiden. Solche Patienten hätten dann „nur Blutzucker". Entscheidend für die Diagnose eines Diabetes ist die Höhe des Blutzuckers.

Blutzucker in „Millimol pro Liter"?

Es muß an dieser Stelle bemerkt werden, daß die Höhe des Blutzuckers nach dem Willen des Gesetzgebers nunmehr in einer neuen Maßeinheit angegeben werden soll. Dabei handelt es sich um die Auswirkungen einer international angestrebten Vereinheitlichung des Meßwesens. So soll beim Blutzucker die Benennung womöglich nicht mehr in mg pro 100 ml (mg%) erfolgen, sondern bevorzugt in Anzahl der Blutzuckerteilchen, d. h. Moleküle, pro Liter (mmol/l, sprich „Millimol pro Liter"). Soweit wäre die Sache leicht verständlich und einfach, wenn sich mit dieser Umstellung nicht die absoluten Zahlen für die Blutzuckerhöhe ganz wesentlich veränderten und so u. U. schwerwiegenden Verwechslungen Vorschub geleistet wird. Beispielsweise entsprechen 100 mg% Blutzucker nach dem neuen System nur mehr 5,56 mmol/l. Da man aber dennoch in Zukunft diesen neuen Werten wahrscheinlich mehr und mehr auch in der Praxis begegnen wird, wurde zur Erleichterung für den Patienten eine Umrechnungstabelle (Tab. A 1) in den Anhang dieses Buches aufgenommen.

Insulin senkt den Blutzucker und begünstigt den Aufbau von Fett

Mangel an Insulin steht also im Mittelpunkt der Krankheit Diabetes mellitus. Was macht Insulin, wie wirkt es? Insulin versieht im Körper verschiedene Funktionen. Am bekanntesten ist sicherlich, daß Insulin den Blutzucker senkt: es regt einmal die Aufnahme des Traubenzuckers in das Muskel- und Fettgewebe an, zum anderen hemmt es die Glukosefreisetzung aus der Leber. Der aufgenommene Zucker wird entweder zur Energiegewinnung verbrannt oder als Reservezucker im Muskel – als Muskelstärke – und in der Leber – als Leberstärke – gespeichert. Die Speichermöglichkeiten sind aber begrenzt, die Leber hat beispielsweise nur für höchstens 75 g (Gramm) Stärke Platz. Mit der Nahrung zugeführte größere Mengen an Kohlenhydraten werden im Körper zu Fett umgewandelt und im Fettgewebe abgelagert: Man setzt Fett an. Insulin greift auch in den Fettstoffwechsel ein. Es begünstigt die Bildung von Fett und unterdrückt gleichzeitig den Fettabbau. Allerdings sind mit wachsender Menge an Körperfett immer höhere Insulinspiegel notwendig. Auf die Dauer kann dadurch die insulinbildende Bauchspeicheldrüse bei entsprechender Erbanlage überbeansprucht werden, es kommt zu einem relativen Insulinmangel, kurz, es entsteht ein Diabetes mellitus. Glücklicherweise kann sich dieser Diabetes rückbilden, zumindest teilweise. Für viele übergewichtige Diabetiker besteht daher die Chance, durch eine drastische Verringerung ihres Fettgewebes, d. h. durch eine Gewichtsabnahme, ihre Zuckerkrankheit günstig zu beeinflussen und diese sogar wieder in ein Vorstadium zurückzudrängen (s. S. 14).

Jugendlichen- und Erwachsenendiabetes

Mangel an Insulin: das trifft für die kindlichen und jugendlichen Diabetiker im absoluten, für die Erwachsenendiabetiker im relativen Ausmaß zu. Die Unterschiedlichkeit der beiden Diabetestypen kam bereits auf S. 1 dieses Buches zum Ausdruck. Der insulinspritzende Patient entspricht oft dem sogenannten jugendlichen Typ: in der Regel von schlankem Körperwuchs, unbedingt – aufgrund seines absoluten Insulinmangels – auf die Insulinspritze angewiesen, mit labiler Stoffwechsellage und meist mit akutem Krankheitsbeginn vor dem 40. Lebensjahr. Natürlich gibt es hinsichtlich des Krankheitsbeginns Überlappungen mit den Erwachsenendiabetikern. Die Extremfälle „Erwachsenendiabetes im Kindesalter" und „Jugendlichendiabetes im Greisenalter" kommen durchaus vor. Auf einen Diabetiker vom jugendlichen Typ entfallen etwa 8 bis 10 Erwachsenendiabetiker. Die Beispiele 2 und 3 auf S. 1 und 2 charakterisieren die übergewichtigen Erwachsenendiabetiker, die fast immer mit Diät allein oder aber in einer Kombination mit Tabletten behandelt werden können. Bei zunehmender Krankheitsdauer müssen allerdings auch Erwachsenendiabetiker mit einem Fortschreiten des Insulinmangels rechnen, so daß dann unter Umständen der veränderte Stoffwechsel ebenfalls mit Insulin zu korrigieren ist.

Blutzucker nach dem Essen erhöht

Die Diagnose eines manifesten Diabetes mit spontan erhöhten Blutzuckerwerten ist bei entsprechenden Untersuchungen nicht zu verfehlen. Blutzuckerspiegel nach dem Essen über 160 mg% (bezüglich der Umrechnung in mmol/l s. Tab. A 1) sind dringend diabetesverdächtig. Nüchternblutzuckerwerte haben eine weit geringere Aussagekraft; sie können noch normal ausfallen, obwohl bereits ein manifester Diabetes vorliegt. Ergeben sich bei den Voruntersuchungen irgendwelche Zweifel, wird eine „orale Glukosebelastung" – was man darunter versteht, wird gleich erklärt – durchgeführt. Nicht geeignet, das Vorliegen einer Zuckerkrankheit endgültig festzustellen oder auszuschließen, ist die ausschließliche Untersuchung des Harns auf Glukose, so wertvoll dieser Test für die Voruntersuchung oder für Reihenuntersuchungen ist.

Orale Glukosebelastung

Im Stadium des versteckten Diabetes, den die Ärzte – wie erwähnt – „subklinisch" oder „asymptomatisch" nennen, weist der Glukosetoleranztest auf eine diabetische Stoffwechsellage hin. Bei der „oralen Glukosebelastung" erhält der nüchterne Patient, der vorher wenigstens drei Tage lang kohlenhydratreich ernährt worden sein soll, 100 g Traubenzucker in 400 ml (Milliliter = Kubikzentimeter) Wasser oder Tee gelöst oder ein dieser Glukosemenge entsprechendes standardisiertes Zuckergemisch, das käuflich erhältlich ist. Wenn dabei der höchste Wert über 200 mg%, vor allem aber, wenn der 2-Stunden-Wert mehr als 140 mg% Blutzucker (zur Umrechnung in mmol/l s. Tab. A 1) beträgt, besteht dringender Diabetesverdacht. Recht zuverlässige Ergebnisse liefert auch der sogenannte intravenöse Tolbutamidtest.

Hinweis durch überschwere Neugeborene

Vor der Erkennung eines Diabetes an Hand erhöhter Blutzuckerwerte kann man nur in Ausnahmefällen, z. B. wenn beide Eltern zuckerkrank sind, vermuten, daß das Kind in seinem späteren Leben zuckerkrank wird. Außerordentlich bedeutsam ist die Tatsache, daß

Frauen mit Diabetesveranlagung überschwere Kinder mit einem Gewicht von mehr als 4000 g gebären, ohne daß sie im Augenblick an einer nachweisbaren Störung des Zuckerstoffwechsels leiden; diese Frauen müssen daher im weiteren Verlauf ihres Lebens öfter auf das Vorliegen eines Diabetes untersucht werden.

Entscheidende Besserung des Diabetes durch Gewichtsabnahme

Natürlich drängt sich die Frage auf: „Kann man den Diabetes nicht heilen?" Angesichts der Vererbung der Diabetesanlage muß man die Frage nach der Heilbarkeit verneinen. Aber viele übergewichtige Erwachsenendiabetiker könnten ihre Krankheit wieder zum Verschwinden bringen, also in ein Vorstadium zurückführen, wenn sie ernst machen würden mit dem sicher schon oft gefaßten Vorsatz, ein normales Körpergewicht zu erreichen. Daß das nicht so einfach ist, sei gleich im Nachsatz zugegeben. Auch für erblich mit Diabetes belastete Menschen und subklinische Diabetiker (s. o.) lohnt es sich, normalgewichtig zu sein und zu bleiben. Der Ausbruch eines manifesten Diabetes könnte damit in den meisten Fällen verhindert werden. Vorbeugende Medizin im besten Sinne könnte so betrieben werden.

Remissionsphase nur kurzfristig

Gibt es aber nicht auch bei jugendlichen Diabetikern einen Lebensabschnitt, in dem sich nach dem anfänglich stürmischen Beginn der Zuckerkrankheit unter der Insulinbehandlung trotz ständiger Verringerung der Insulindosis die Blutzuckerwerte wieder normalisieren? So etwas kommt in mehr oder weniger ausgeprägter Form zweifellos vor, nämlich bei knapp 30 Prozent aller jugendlichen Diabetiker. Allerdings muß man wissen, daß diese sogenannte Remissionsphase in allen Fällen – meist schon nach wenigen Wochen oder Monaten – wieder in das gewohnte Bild der Zuckerkrankheit übergeht.
Man muß sich also darauf einrichten, mit dem Diabetes zu leben. Täglich. Lebenslang. Patient und Arzt sollen zu allererst darum ringen, daß die Feststellung „lebenslanger Diabetes" vom Patienten angenommen wird. Nur wenn der Diabetes mit seinen Problemen in der Alltagsplanung berücksichtigt wird, kann sich der Patient trotzdem im Leben zurechtfinden. Die Selbstkontrolle zu Hause (S. 66) und die

Überprüfung beim Arzt sind Hilfsmittel, die einen ausgeglichenen Stoffwechsel und damit eine gute Leistungsfähigkeit ermöglichen.

Die Spätkomplikationen – das zweite Gesicht des Diabetes

Es muß hier zur Sprache gebracht werden, was man als das „zweite Gesicht" der Stoffwechselkrankheit Diabetes mellitus bezeichnen könnte: die Spätkomplikationen. Nach den überragenden Erfolgen in der Diabetesbehandlung mit dem lebensrettenden Insulin seit den 20er Jahren unseres Jahrhunderts, mußte man lernen, daß die Zuckerkrankheit sich nach längerem Bestehen vor allem auf die Blutgefäße nachteilig auswirkt. Man konnte aber auch feststellen, daß sich eine gute und gleichmäßige Stoffwechselführung auf die Dauer auszahlt. Es soll hier nicht behauptet werden, der Patient allein habe es in der Hand, durch eine gute, regelmäßige Diabeteskontrolle die Spätschäden an den Blutgefäßen zu verhindern. Sicherlich gibt es auch manche gegenteilige Erfahrungen, und bestimmt spielen auch andere Einflüsse eine wichtige Rolle (S. 73). Aber eine exakte Diabeteseinstellung vermag zumindest das Auftreten der Veränderungen an den Gefäßen hinauszuzögern und abzuschwächen.

Hoffnung auf neue Entwicklungen

Ob wir mehr als 50 Jahre nach der Entdeckung des Insulins vor einer neuen medizinischen Großtat in der Behandlung der Zuckerkrankheit stehen, ist noch nicht auszumachen. Gemeint sind Experimente, die im Tierversuch schon zu guten Erfolgen geführt haben. So wird angestrebt, die Funktion der geschädigten insulinproduzierenden Zellen in der Bauchspeicheldrüse teilweise zu ersetzen. Das Arbeitsprinzip unserer B-Zelle (Abb. 1c) soll also nachgeahmt werden, was vor allem für die insulinspritzenden Patienten eine Erleichterung bedeuten würde. Zwei Wege wurden bislang beschritten: die Transplantation (Übertragung) isolierter Langerhansscher Inseln im Tierversuch sowie Experimente für eine sogenannte künstliche Bauchspeicheldrüse. Bei beiden Methoden muß noch eine Reihe von Problemen gelöst werden. Bei den transplantierten Langerhannschen Inseln geht es vor allem um Abstoßungsmechanismen des Körpers gegen transplantiertes Gewebe sowie um Fragen der Überlebenszeit der übertragenen Inseln. Bezüg-

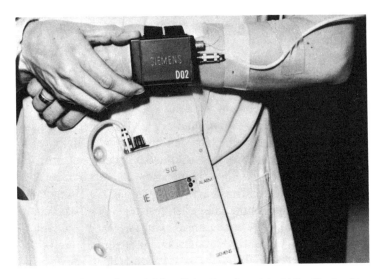

Abb. 3 Tragbares Gerät („künstliche Bauchspeicheldrüse"), das über eine Schlauchverbindung ständig vorprogrammierbare Mengen von Insulin in die Blutbahn abgibt.

lich der künstlichen Bauchspeicheldrüse, die einmal ähnlich wie ein Herzschrittmacher funktionieren soll, ist man dabei, das Problem anzugehen, wie die ständige automatische Abgabe von Insulin eine optimale Regulierung des Blutzuckers bewirken kann. Abb. 3 zeigt ein in letzter Zeit entwickeltes tragbares Gerät. Es sei nochmals betont, daß beide eingeschlagenen Wege, Übertragung von funktionierenden Inseln sowie die Verwendung einer künstlichen Bauchspeicheldrüse, noch nicht zu einer jetzt schon verwertbaren Behandlungsmethode geführt haben. Ob für eine langfristige Anwendung dabei auch gleichzeitig der Blutzucker fortwährend im Körper gemessen werden muß und wie dies bewerkstelligt werden kann, ist ebenfalls noch ein ungelöstes Problem.

Wann wird es gefährlich?

Wann es gefährlich wird, d. h. wie sich akute Stoffwechselentgleisungen äußern, muß jeder Diabetiker wissen. Eigentlich sollte man die wichtigsten Erscheinungen auswendig lernen, die auf eine außer Kontrolle geratene Diabeteseinstellung hinweisen.

Die Zeichen des entgleisten Diabetes muß jeder kennen:
Durst, Müdigkeit und Abgeschlagenheit,
vermehrtes Wasserlassen, Gewichtsabnahme.

„Fleisch und Bein schmelzen zu Urin zusammen"

Durst und vermehrtes Wasserlassen fallen dem Patienten zu allererst auf. Diese Beschwerden können so ausgeprägt sein, daß der Betreffende nachts stündlich aufstehen muß, um seine Blase zu entleeren und Flüssigkeit zu sich zu nehmen. Außerdem fühlt sich ein „entgleister" Diabetiker gleichzeitig fast immer müde und abgeschlagen. Besonders jugendliche Zuckerkranke nehmen auch merklich an Gewicht ab. Niemand hat bisher die Situation anschaulicher geschildert als die Ärzte im Altertum: „Fleisch und Bein schmelzen zu Urin zusammen. Die Flut ist nicht zu stoppen, als ob eine Wasserleitung geöffnet worden wäre. Der Durst ist unstillbar." Wer solch akute Beschwerden an sich bemerkt, muß umgehend seinen Arzt aufsuchen.

Die Zeichen eines entgleisten Diabetes sind unschwer aus den dabei ablaufenden Stoffwechselvorgängen abzuleiten. Wenn die Höhe des Blutzuckers die Nierenschwelle überschreitet (S. 9 u. 10), erscheint Zucker im Urin. Natürlich kann der Zucker nicht in der uns bekannten kristallinen Form ausgeschieden werden, auch wenn Abb. 4 sehr anschaulich darstellt, welche Mengen dabei mitunter bei schwer entgleister Stoffwechsellage ausgeschieden werden, sondern er muß in Wasser gelöst sein, damit er die Niere passieren kann. Wird viel Harnzucker ausgeschieden, also bei einer entgleisten Stoffwechsellage, verliert der Körper dabei beträchtliche Mengen an Flüssigkeit. Das Durstgefühl steigt. Aber auch vieles Trinken kann auf die Dauer nicht verhindern, daß der Körper austrocknet, daß im Harn sowohl Zucker (als Energielieferant für den Organismus, s. auch Abb. 4) als auch wichtige

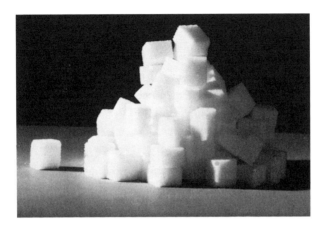

Abb. 4 Diese Menge Würfelzucker entspricht einer Zuckerausscheidung von 250 g in 24 Stunden!

Mineralsalze verlorengehen. Dieses Defizit an Flüssigkeit, Energie und Salzen macht müde; die Körperreserven werden angegriffen, es kommt zur Gewichtsabnahme.

Diabetisches Koma: Bewußtlosigkeit infolge Austrocknung und Übersäuerung

Die Stoffwechselentgleisung kann bis zum diabetischen Koma fortschreiten. Koma bedeutet ganz allgemein Bewußtlosigkeit, im Fall eines diabetischen Koma Bewußtlosigkeit infolge Austrocknung und Übersäuerung des Bluts und der Gewebe. Man kann diesen Zustand mit einem absoluten Insulinmangel gleichsetzen. Dabei ist wichtig, daß Insulin nicht nur im Zucker- sondern auch im Fettstoffwechsel regulierend eingreift. Die Hemmung auf den Fettabbau fällt weg, der Körper wird mit Fettsäuren überschwemmt, die in dieser Situation größtenteils nur unvollständig zu sauren Vorstufen des Azetons verbrannt werden können. So ist zu erklären, warum der Organismus übersäuert wird und weshalb sich ein drohendes Koma durch eine ausgeprägte Azetonausscheidung im Harn und in der Atemluft ankündigt. Es kann unter Umständen lebensrettend sein, die Zeichen des beginnenden diabetischen Koma zu kennen. Zu den Erscheinungen des entgleisten Diabetes mit Durst, vermehrtem Wasserlassen, Müdigkeit und eventuell Gewichtsabnahme gesellen sich noch Übelkeit, Erbrechen und Bauchschmerzen hinzu. Gerade das letzte Symptom hat schon oft zu Mißdeutungen geführt, d. h. ein drohendes Diabeteskoma wurde fälschlich als Darminfekt oder Blinddarmreizung angesehen. Der Geruch nach Azeton in der Atemluft – vergleichbar dem Geruch von faulen Äpfeln oder Nagellack – wird meist vom Patienten selbst nicht wahrgenommen.

Zeichen des beginnenden diabetischen Koma
Zu den Erscheinungen des entgleisten Diabetes mit Durst, vermehrtem Wasserlassen, Müdigkeit und eventuell Gewichtsabnahme gesellen sich noch hinzu:
        Übelkeit,
        Erbrechen,
        Bauchschmerzen,
        Azeton in der Atemluft.

Komawarnsymptome beachten

Alle diese Erscheinungen sind, gleichgültig ob leicht oder schwer, als Vorboten und als Warnung anzusehen. Droht ein Koma, gehört der Patient umgehend ins Krankenhaus. Jeder Diabetiker kann in ein diabetisches Koma geraten, das auch heute noch lebensgefährlich ist. Nicht nur jugendliche Diabetiker, sondern auch Zuckerkranke vom Erwachsenentyp. Jeder muß daher Vorsorge treiben.
Die beste Versicherung, Stoffwechselentgleisungen oder gar ein diabetisches Koma frühzeitig zu erkennen, ist die häusliche Selbstkontrolle durch den Patienten. Wie das im einzelnen vor sich geht, wird in einem gesonderten Kapitel besprochen (S. 66 ff). Gleichzeitig wird der Patient dadurch in die Lage versetzt, kleinere Korrekturen an seiner Diabeteseinstellung vorzunehmen, beispielsweise auch, wenn die ebenfalls nicht ungefährlichen Unterzuckerungen auftreten („Wenn der Zucker zu tief absinkt" S. 57).
Die Frage, wann es gefährlich wird, schließt die Aussage mit ein, wann man sich sicher fühlen darf. Die Maßstäbe für eine gute bzw. eine ungenügende Diabeteskontrolle sollen zum Abschluß dieses Kapitels besprochen werden.

Idealfall nur selten erreichbar

Der Idealfall einer guten Einstellung ist die nur selten erreichte völlige und dauerhafte Normalisierung des Stoffwechsels, d. h. der betreffende Diabetiker wäre dann unter der Behandlung von einem stoffwechselgesunden Menschen nicht mehr zu unterscheiden. Daran gemessen nur ein Kompromiß sind die nachfolgend angegebenen Richtwerte für eine gute Einstellung (Tab. 1), die neben den Blut- und Harnzuckerbestimmungen sowie Azetonuntersuchungen auch die mindestens jährlich zu überprüfenden Blutfette miteinbeziehen. Im Sinne der obigen Ausführungen werden in Tab. 1 alle Werte auch nach dem neuen Meßsystem (mmol/l) angegeben, um Patienten, deren Ärzte damit arbeiten, das Verständnis zu erleichtern. All diesen Angaben über Laborwerte muß vorangestellt werden, daß es ohne ein normales Körpergewicht keine gute Diabeteseinstellung geben kann. Ferner muß bei einer solchen Aufstellung auch der Typ des Diabetes mitberücksichtigt werden. Bei sehr instabilen insulinabhängigen Zuckerkranken, in der Regel Kindern und Jugendlichen, muß man noch etwas großzügere Maßstäbe gelten lassen, als sie hier für insulinspritzende Patienten aufgeführt sind. Allerdings soll man gerade bei diesen jungen Patienten das Idealziel der Stoffwechselnormalisierung nicht aus den Augen verlieren.

Vom Nutzen einer guten Diabetesbehandlung

Wie man sich die Entstehung eines Diabetes vorstellt, haben wir gelesen (S. 3). Ebenso wurde ausgeführt, wann Gefahren drohen und wann die Einstellung gut ist (s. o.). In diesem Abschnitt soll dargelegt werden, welchen Vorteil es für den Diabetiker mit sich bringt, wenn er „gut eingestellt" ist, d. h. also, wenn er annähernd normale Blutzuckerwerte, keine Harnzuckerausscheidung, normale Blutfettwerte und ein ideales Körpergewicht aufweist.

Tab. 1 Maßstäbe für die Qualität der Stoffwechseleinstellung bei verschiedenen Gruppen von Diabetikern

1. Mit Diät allein oder zusätzlich mit blutzuckersenkenden Tabletten eingestellte Patienten

Art der Untersuchung	Einstellung	
	gut	ungenügend
Harnzuckerausscheidung in 24 Stunden	negativ	über 5 g
Blutzucker nach dem Essen	unter 150 mg%	über 200 mg%
Azeton im Urin	negativ	negativ/positiv
Cholesterin im Serum*)	unter 230 mg%	über 300 mg%
Neutralfett (Triglyceride) im Serum	unter 150 mg%	über 250 mg%

2. Insulinspritzende Patienten

Art der Untersuchung	Einstellung	
	gut	ungenügend
Harnzuckerausscheidung in 24 Stunden	unter 10 g	über 25 g
Blutzucker nach dem Essen	unter 180 mg%	über 250 mg%
Azeton im Urin	negativ	negativ/positiv
Cholesterin im Serum*)	unter 230 mg%	über 300 mg%
Neutralfette (Triglyceride) im Serum	unter 150 mg%	über 250 mg%

Merke: Ohne ein normales Körpergewicht gibt es keine gute Einstellung!
*) Die Cholesterinwerte sind in bestimmten Grenzen vom Lebensalter abhängig

Umrechnung der in der Tabelle verwendeten Blutzucker-, Cholesterin- und Neutralfettwerte von „mg%" in „mmol/l":

Blutzucker:
150 mg% = 8,34 mmol/l
180 mg% = 10,00 mmol/l
200 mg% = 11,11 mmol/l
250 mg% = 13,90 mmol/l

Cholesterin: 230 mg% = 5,95 mmol/l
300 mg% = 7,78 mmol/l

Neutralfette: 150 mg% = 1,65 mmol/l
(Triglyzeride) 250 mg% = 2,75 mmol/l

Der Anreiz zum Mitmachen

Zurecht räumt man heute der Psychologie und ihren Erkenntnissen eine wichtige Stellung in der Medizin ein. Man sagt, daß der Patient bei bestimmten krankheitsvorbeugenden oder die Krankheit beseitigenden Maßnahmen zur Mitarbeit „motiviert" werden solle. Das ist sicherlich richtig. Der gute Wille eines Menschen zur Mitarbeit in einer unbequemen Angelegenheit – und das ist die Behandlung des Diabetes zweifelsohne – schwindet sofort, wenn die Motivation fehlt, d. h. wenn kein „Anreiz zum Mitmachen" gegeben ist. Auch weiß man, daß die alleinige Drohung mit den Folgen einer ungenügenden Diabeteseinstellung, also die Voraussage von sonst unabwendbaren Komplikationen, nicht jeden Patienten in gleicher Weise beeindruckt. Viele Menschen – Diabetiker und Nichtdiabetiker – stehen auf dem Standpunkt: „Lieber jetzt ‚richtig' leben und dafür eher sterben, als ein längeres Leben ohne Freuden führen müssen". Dieser Standpunkt ist in mehrfacher Hinsicht falsch. Das sogenannte „richtige" Leben endet nämlich bei gefährdeten Patienten durchaus nicht wunschgemäß schnell und ohne Leiden, sondern zumeist in einem langen Siechtum. Wenn man die im Einzelnen gewiß oft lästigen Regeln der Diabetesbehandlung beachtet, ist die für eine gute Einstellung notwendige Disziplin durchaus mit einem lebenswerten Leben zu vereinbaren. Andererseits muß man aber verstehen, wenn Patienten durch ihre gute Diabetesbehandlung nicht nur in ferner Zukunft Nachteile verhindern wollen, sondern auch unmittelbare Vorteile erkennen möchten.

Vermeiden von akuten Gefahren und Beschwerden

Was haben wir doch auf S. 17 gelesen? Für den Diabetiker wird es gefährlich, wenn eine akute Stoffwechselentgleisung mit sehr hohen Blut- und Harnzuckerwerten sowie mit einem Anstieg der sauren Azetonvorstufen vorliegt. Die daraus folgende „Säurevergiftung", das diabetische Koma, ist nach wie vor die gefährlichste Komplikation der Zuckerkrankheit. Um diesen Zustand zu verhindern, muß eine gute Diabeteseinstellung angestrebt werden. Dem Patienten bringt es aber auch andere unmittelbare Vorteile, wenn die akute Stoffwechselentgleisung verhindert wird („positive Motivation", s. o.). Denn zweifellos ist der Zustand der Harnzuckerfreiheit infolge normaler Blutzuckerwerte angenehmer als das Gegenteil. Erscheinungen wie Nervenschmerzen, Potenzstörungen, Hautinfektionen sowie Beeinträchtigungen des Sehvermögens, die durch die akute Stoffwechselentgleisung auftreten können, verschwinden in der Regel rasch. Kein Durst, kein vermehrtes Wasserlassen, kein Juckreiz quälen den Patienten, der nun voll leistungsfähig ist. Dies ist er um so mehr, je eher er sein Körpergewicht dem Idealgewicht annähert (s. Anhang – Tab. A 2 – A 4).

Der Nutzen einer guten Diabetesbehandlung bezieht sich aber auch auf die Vermeidung des „Gegenteils" eines diabetischen Koma, nämlich auf die Verhinderung schwerer Unterzuckererscheinungen, sogenannter Hypoglykämien. Auf S. 53 ff u. 57 ff wird hierüber ausführlich zu sprechen sein. Das Zusammenspiel von Nahrungszufuhr, eingenommenen oder injizierten Medikamenten sowie geleisteter körperlicher Arbeit bestimmt die Höhe des Blutzuckers. Auch Menschen, die keinen Diabetes haben, sind irgendwann einmal mehr oder weniger hypoglykämisch gewesen, haben also niedrige Blutzuckerwerte aufgewiesen. Wohl niemand wird behaupten, dies sei ein angenehmer Zustand, zumal für viele Menschen Erinnerungen an Jahre des Hungers und der Entbehrung wach werden. Diese Beschwerden sind aber bei der durch Medikamente bedingten Unterzuckerung noch wesentlich ausgeprägter und stärker. Der Nutzen einer exakten Diabetesbehandlung liegt also auch darin, Hypoglykämien zu verhindern und Lebensbedingungen zu schaffen, die für den Patienten wesentlich erstrebenswerter sind als ein durch fortwährende Unterzuckerungssituationen bedrohter Alltag.

Schutz vor Spätkomplikationen

Der Nutzen einer sorgfältigen Langzeitbehandlung, mit der diabetische Spätschäden vermieden oder abgeschwächt werden können, ist heute allgemein anerkannt. Diabetiker weisen leider im Laufe der Erkrankung und insbesondere bei schlechter Stoffwechselführung vermehrt Störungen an den kleinen und großen Blutgefäßen auf. Diese Schäden können im schlimmsten Fall zu einer Erblindung, zum Nierenversagen, zum Herzinfarkt und zum diabetischen Brand an den Füßen, der sogenannten Gangrän, führen. Man darf aber feststellen, daß diese Blutgefäßschäden zum weitaus größten Teil vermeidbar sind. Durch eine gute Diabeteseinstellung, durch die Einhaltung der Diät und der anderen verordneten ärztlichen Maßnahmen sowie durch häufige Stoffwechselkontrollen – insbesondere auch durch den Patienten selbst – ist eine gewisse Garantie gegeben, daß solche Blutgefäßschäden entweder überhaupt nicht oder doch verzögert bzw. abgeschwächt auftreten. Das Leben des Diabetikers wird also in erster Linie durch diese Komplikationen bedroht. Auf 100 Diabetiker, die an einem Gefäßleiden sterben, kommen ein bis zwei, die an einem diabetischen Koma zugrundegehen. Früher, insbesondere vor der Entdeckung des Insulins, verhielten sich diese Zahlen beinahe umgekehrt! Natürlich muß dabei bedacht werden, daß manche Blutgefäßschäden im Sinne der Veränderung an den großen Gefäßen (Arteriosklerose, s. S. 72 ff) auch zur wichtigsten Todesursache für Menschen ohne Diabetes geworden sind. Nur sind eben Zuckerkranke gefährdet, solche Schäden häufiger und in früheren Jahren zu erleiden als andere Menschen. Die Gefäßkomplikationen stellen das entscheidende Problem des Diabetes dar. Hiergegen, aber auch gegen andere Komplikationen, gibt es nur eine einzige, aber wirklich scharfe und wichtige Waffe in der Hand von Arzt und Patient: die rechtzeitige und richtige Behandlung.

Einsparen von Medikamenten

Ein weiterer Nutzen der guten Diabeteseinstellung und zugleich eine besondere Annehmlichkeit für den Patienten liegt darin, daß bei anhaltender Besserung der Stoffwechselsituation – insbesondere infolge Gewichtsabnahme bei Übergewichtigen – die Injektion oder Einnahme von Medikamenten oft aufgegeben werden kann. Es gibt fettsüchtige, insulinspritzende Diabetiker, die nach starker Gewichtsabnahme nicht nur ohne Insulin, sondern auch ohne alle Medikamente – also auch ohne Tabletten – auskommen. Die Tatsache, daß vier Fünftel aller Diabetiker übergewichtig sind, unterstreicht die Forderung nach dem Vorrang der Diät in der Behandlung des Diabetes. Liegt nicht in dem Ziel, womöglich nicht mehr spritzen oder keine Tabletten einnehmen zu müssen, ein besonderer Anreiz für übergewichtige Diabetiker, mit einer vernünftigen Diät das Körpergewicht auf ein erträgliches Maß zu senken? Und sollte es nicht normalgewichtige Diabetiker anspornen, Übergewicht schon deswegen zu vermeiden, weil sonst die Stoffwechsellage sich verschlechtert und erstmals eine Tabletten- oder Insulinbehandlung nötig wird bzw. die täglich erforderliche Zahl der Tabletten oder der Insulininjektionen zunimmt?

Zusammenfassend darf man sagen, daß eine gute Diabetesbehandlung sowohl die akuten Gefahren (diabetisches Koma, Unterzuckerung) als auch chronische Schäden, insbesondere an den Blutgefäßen, verhindern oder abschwächen kann. Darüber hinaus erlebt aber der gut eingestellte, d. h. richtig geführte und womöglich ohne Medikamente behandelte Diabetiker täglich das beglückende Gefühl der vollen geistigen, körperlichen und seelischen Kraft, die einen guten Gesundheitszustand begleitet.

Moderne Diät – kein Hungerregime!

Die Diät stellt die Grundlage aller Behandlungsformen des Diabetes dar. Sie ist zugleich die wichtigste und am längsten bekannte Art der Behandlung. Man könnte die Mehrzahl aller Patienten allein mit Diät behandeln, wenn zum rechten Zeitpunkt die richtige Kostform verordnet und vom Patienten eingehalten würde.

Nährstoffe zum Aufbau und Betrieb des Körpers

Der Körper des Menschen benötigt die Zufuhr von Nahrung, um seinen Kalorienbedarf zu decken. Mit Hilfe dieses „Brennstoffs" ist es überhaupt erst möglich zu leben. Die Zufuhr der drei Grundnährstoffe – Kohlenhydrate, Fett und Eiweiß – ermöglicht das Funktionieren sowohl des „Baustoffwechsels" als auch des „Betriebsstoffwechsels". Der Körper vermag der zugeführten Nahrung kleine Teilchen zu entnehmen, um Körpersubstanz aufzubauen (z. B. aus eiweißhaltigen Nahrungsmitteln Aminosäuren zum Aufbau der Muskulatur). Er ist aber auch in der Lage, Nährstoffe (vorwiegend Kohlenhydrate und Fett) gleichsam als Brennstoff, als Kalorien, für die Leistung von Arbeit zur Verfügung zu stellen. Die drei Grundnährstoffe Kohlenhydrate, Fett und Eiweiß können sich bis zu einem gewissen Grad vertreten. Dies gilt vor allem für die im Körper durch vielfältige Reaktionen freigesetzten Kalorien, also für den Betriebsstoffwechsel, hingegen weniger für den Baustoffwechsel. Die Kalorie, die im Rahmen der schon bei den Blutzuckerwerten erwähnten Änderungen des Meßsystems durch den Begriff „Joule" (sprich: „Dschuhl"), abgekürzt kJ (= Kilojoule), abgelöst werden soll, macht eine Aussage darüber, wieviel Energie in dem zugeführten Nährstoff steckt und wieviel Brennstoff unser Körper daraus gewinnen kann. 1 Kalorie entspricht dabei ungefähr 4 Joule.

Man darf davon ausgehen, daß 1 Gramm Kohlenhydrate bzw. 1 Gramm Eiweiß 4 Kalorien (= 17 kJ), 1 Gramm Fett hingegen 9 Kalorien (= 38 kJ) liefert. Alkohol, der im engeren Sinne keinem Grundnährstoff zuzurechnen ist, liefert immerhin 7 Kalorien (= 30 kJ) pro Gramm. Wichtig für die zumeist übergewichtigen Diabetiker ist, daß bestimmte Nährstoffe, Nahrungsmittel und Getränke mit hohem Kaloriengehalt (wie z.B. Fett und auch Alkohol) womöglich zu viele Kalorien liefern und deswegen besonders stark eingeschränkt werden müssen.

Was sind Kohlenhydrate?

Die für die Ernährung des Menschen erforderlichen Kohlenhydrate werden in erster Linie mit pflanzlichen Stoffen aufgenommen. Am wichtigsten sind stärke- und zuckerhaltige Produkte, also Kartoffeln, Obst, Gemüse, Brot, Mehl und Nährmittel. Zucker selbst ist auch ein Kohlenhydrat, darf aber aus später zu erörternden Gründen von Diabetikern nicht verwendet werden. Als einfache oder „reine" Kohlenhydrate bezeichnet man Zucker wie Traubenzucker und Fruchtzucker. Zusammengesetzte Zucker (Disaccharide) sind Rohrzucker, Malzzucker und Milchzucker. In der Nahrung sind vor allem diese zusammengesetzten Zucker sowie Stärke, weniger hingegen das stärkeähnlich aufgebaute Glykogen, enthalten, das sich in unbedeutenden Mengen im Fleisch findet. Praktisch mit den Zuckern gleichzusetzen sind die sogenannten „Zuckeralkohole", die mit Alkohol nur eine gewisse chemische Strukturähnlichkeit haben. Jedenfalls sind sie weder flüssig, noch haben sie eine berauschende Wirkung. Hierzu zählen z.B. Sorbit (Sionon) sowie Xylit, die als Zuckeraustauschstoffe verwendet werden. Es ist wichtig zu wissen, daß die Aufnahme der Zucker und Zuckeralkohole in die Blutbahn unterschiedlich rasch erfolgt. Zucker, die schnell aufgenommen werden (wie Traubenzucker und der rasch gespaltene Rohrzucker) sind für den Diabetiker ungünstig, während langsam aufgenommene Zucker (Fruchtzucker, Sorbit, Xylit) bzw. allmählich im Darm gespaltene Zucker (Milchzucker) günstiger sind (s. S. 30).

Fett und Eiweiß

Das Nahrungsfett dient vorwiegend als Kalorienträger und enthält häufig auch Vitamine. Die wichtigsten fetthaltigen Nahrungsmittel sind Butter, Margarine, Schmalz, Speck und Öl. Es gibt praktisch kein tierisches Eiweiß, das in Lebensmitteln nicht zusammen mit Fett vorkommt. Eine extrem fettreiche Kost hat nicht nur den Nachteil der vermehrten Kalorienzufuhr, sondern scheint auch die Arteriosklerose, also die Erkrankung der größeren Blutgefäße, zu begünstigen. Dies gilt insbesondere für Fette mit gesättigten Fettsäuren, während hochungesättigte Fettsäuren, die in bestimmten Margarinen (linolsäurereichen Diätmargarinen) und pflanzlichen Ölen (z. B. Maiskeimöl bzw. Sonnenblumenöl) enthalten sind, den Fettstoffwechsel normalisieren und die erhöhten Cholesterinspiegel im Blut senken können. Solche Fette sollten deswegen bei der Nahrungszufuhr bevorzugt werden.

Der dritte Grundnährstoff, das Eiweiß, ist aus Aminosäuren aufgebaut. Für die Bildung solcher Aminosäuren sind dem Körper enge Grenzen gesetzt. Es gibt Aminosäuren, die im Körper nicht hergestellt werden können und unter allen Umständen mit der Nahrung zugeführt werden müssen. Deswegen muß eine kalorienbeschränkte Kost, die bei den Fettsüchtigen stets erforderlich ist, zwar wenig Kohlenhydrate und Fett, aber dennoch reichlich Eiweiß enthalten. Bei einer Eiweißmangelernährung entsteht rasch ein Krankheitsbild mit Schwund der Muskulatur, Mattigkeit und Wassereinlagerungen im Körper, wie es in den Hungerjahren während und nach dem letzten Krieg nur allzu bekannt war.

Wieviel braucht der Mensch?

Leistungsfähigkeit und Wohlbefinden sind von einer entsprechenden Zufuhr von Kalorien und damit von Nährstoffen abhängig, wobei je nach Alter, Geschlecht, Körpergewicht, Körpergröße, Arbeitsleistung und besonderen Lebensbedingungen unterschiedliche Verordnungen nötig sind (s. Anhang, Tab. A2–A4). Danach richtet sich der Arzt, wenn er eine Diabetesdiät zusammenstellt. Der Kalorienbedarf unterliegt erheblichen Schwankungen. Als Extrembeispiele kann man einen auf eine Kost von 800 Kalorien (= 3345 kJ) gesetzten Fettsüchtigen und einen kurzfristig mit 8000 Kalorien (= 33453 kJ) täglich ernährten Radrennfahrer ansehen. Unter bestimmten Bedingungen ist es allerdings sogar möglich, bei fettsüchtigen Patienten – auch bei Diabetikern – im Krankenhaus über mehrere Wochen eine sogenannte Nulldiät durchzuführen. Solche Patienten erhalten dann lediglich Wasser und Vitamine. Vitamine, Salze und Spurenelemente gehören ebenso wie Wasser zu jeder Ernährung, ja sie bilden gleichsam die Grundlage, ohne die der Ablauf normaler Lebensfunktionen nicht möglich ist. Bei der derzeitigen mitteleuropäischen Ernährungsweise sind Vitaminmangelzustände selten. Allerdings muß z. B. bei radikalen Abmagerungskuren darauf geachtet werden, daß die vom Arzt verordneten Vitaminpräparate unbedingt eingenommen werden.

Überschüssige Vorräte aufzehren

Fettsüchtige sollten eine unterkalorische, Untergewichtige eine überkalorische und Normalgewichtige eine Diät mit so viel Kalorien erhalten, daß die Aufrechterhaltung des Normalgewichtes garantiert bleibt. Was durch die Gewichtsabnahme bei Fettsüchtigen erreicht werden kann, wurde auf S. 14 ff u. 20 ff besprochen. Ist es berechtigt, diesen Abschnitt mit „Moderne Diät – kein Hungerregime" zu überschreiben, wenn die Fettsüchtigen sich unterkalorisch, also mit wenig Kalorien ernähren sollen, um die ärztlichen Forderungen zu erfüllen? Diese Frage darf man – mit einigen Einschränkungen – dennoch bejahen. Von einem Hungerzustand, der dem Körper Schaden zufügen könnte, kann man jedenfalls nur dann sprechen, wenn einem Menschen nicht ausreichend Kalorien zur Verfügung stehen. Dem Fettsüchtigen stehen aber durch seine für ihn schädlichen Fettpolster so viele Kalorien (bzw. Joules) zur Verfügung, daß er lange davon zehren kann. Auch wenn viele Patienten zunächst daran zweifeln, es muß gesagt werden: Für den Körper, für das Funktionieren des Betriebsstoffwechsels (s.o.), ist es gleichgültig, ob die Kalorien aus den Fettdepots des Körpers oder aus einem Butterbrot bezogen werden. Aber abnehmen kann man natürlich wenn man den ersten Weg der „*Kalorienzufuhr*" wählt!

Öfter, aber weniger essen!

Allgemein anerkannt ist in der Diabetesdiät der Grundsatz, daß die Patienten viele kleine Mahlzeiten anstelle weniger großer Mahlzeiten zu sich nehmen sollen (Übergewichtige bitte aufpassen: es war von vielen *kleinen* und nicht etwa von vielen *großen* Mahlzeiten die Rede!). Der Patient soll aufgefordert werden, täglich 6- bis 7mal zu essen: 1. Frühstück, 2. Frühstück, Mittagessen, Kaffeetrinken, evtl. Vesper, Abendessen, Spätmahlzeit. Diese Forderung ist nicht immer ganz einfach zu erfüllen, insbesondere, wenn die Patienten, wie es oft zutrifft, eine kalorienreduzierte Kost verordnet bekommen. Solche Diabetiker können es dann nicht verstehen – und empfinden es sogar als unangenehm – wenn sie ihre beschränkte Nahrungsmenge auch noch auf „winzige" Portionen verteilen müssen. Dennoch muß der Arzt auf dieser Forderung bestehen. Es handelt sich ja auch nicht immer um Mahlzeiten, bei denen die Patienten sich an den „gedeckten Tisch" setzen, sondern häufig genug besteht die gesamte Nahrungszufuhr aus einem Apfel, einer Semmel oder etwas ähnlichem, das „zwischendurch", also bei der Arbeit oder auf der Reise, eingenommen werden kann. Der Sinn dieser häufigen Mahlzeiten ist auch für die Patienten leicht verständlich. Diabetiker, die noch über gewisse körpereigene Insulinreserven verfügen, sollen ihre Bauchspeicheldrüse schonen, indem sie die erlaubten Nahrungsmengen in kleinen Portionen zuführen und damit die Restproduktion von Insulin nicht überfordern. Diabetiker hingegen, die Insulin spritzen, haben ihre Nahrungszufuhr dem Wirkungsablauf des gespritzten Insulins anzupassen. Sie müssen also häufig etwas essen, damit dem langsam in die Blutbahn aufgenommenen gespritzten Insulin stets auch ausreichende Nahrungsmengen zur Verfügung stehen. Große Mahlzeiten würden bei solchen Patienten infolge der momentan zu geringen Wirkung des gespritzten Depotinsulins zu Blutzuckerspitzen führen, während das Auslassen von Mahlzeiten das Gegenteil, nämlich Unterzuckerreaktionen, hervorrufen kann.

Hände weg vom Zucker!

Ein weiteres Grundprinzip der Diabetesdiät besteht in der Vermeidung von Lebensmitteln, die größere Mengen von Rohrzucker, Traubenzucker oder Malzzucker enthalten. Auch die Stärke, die als wichtigstes Kohlenhydrat z. B. in Brot, Kartoffeln, Mehl und Teigwaren enthalten ist, besteht letztlich nach der Aufspaltung im Darm aus lauter kleinen Traubenzuckerteilchen. Dieser Zucker unterscheidet sich aber von dem in reiner Form zugeführten Traubenzucker dadurch, daß er infolge der allmählich ablaufenden Verdauung verzögert in die Blutbahn gelangt. Die unterschiedlich rasche Aufnahme eines Kohlenhydrats ist also wichtig für seinen Wert in der Diabetesdiät. Deswegen sind mit Rohrzucker, Traubenzucker und Malzzucker gesüßte Speisen und Getränke verboten, also z. B. gewöhnliche Marmeladen, Limonaden, Schokoladen, Bonbons, Pralinen, Kuchen, Torten und Kekse. Ferner sind nicht erlaubt Honig, überreifes Obst, Datteln, Feigen, Ananas in Dosen, Weintrauben, Dörrobst, süße Weine, Liköre, süße Schnäpse, Sekt und gewöhnliches Bier. Nicht alles aber, was süß schmeckt, ist verboten. So spielen bestimmte Süßungsmittel in der Diabetesdiät eine wichtige Rolle. Manchmal wurde behauptet, daß Diabetiker allein durch die Diagnose „Zuckerkrankheit" die Vorliebe für Süßigkeiten verlieren und daß es deswegen für den Arzt am einfachsten sei, alle süß schmeckenden Speisen und Getränke zu untersagen. Inzwischen weiß man, daß dies auf die Mehrzahl der Diabetiker nicht zutrifft. Man mag dies bedauern oder nicht, erzwingen kann man eine Änderung des Geschmacks jedenfalls nicht, sondern sollte den Patienten einen Ausweg eröffnen, also das Süßen von Speisen und Getränken mit Zuckeraustauschstoffen oder mit Süßstoffen.

Süß, aber nicht verboten!

Den sogenannten Zuckeraustauschstoffen Fruchtzucker, Sorbit und Xylit ist gemeinsam, daß sie langsamer aus dem Darm in die Blutbahn aufgenommen werden und für ihre Verwertung weniger auf Insulin angewiesen sind als andere Zucker. Das Ausmaß der Verwertung sinkt allerdings ab, je ausgeprägter der Grad des Insulinmangels ist, also z. B. beim schlecht eingestellten jugendlichen Diabetiker. Bei solchen Patienten steigt der Blutzucker auch nach Verabreichung der sonst unschädlichen Diätzucker beträchtlich an. Ältere Zuckerkranke können größere Mengen an Zuckeraustauschstoffen ohne erhebliche Blut- und Harnzuckerschwankungen zu sich nehmen. Alle Diabetiker müssen aber den Kohlenhydratgehalt der Zuckeraustauschstoffe unbedingt berechnen (s. u.). Die langsame Aufnahme der Zuckeraustauschstoffe aus dem Darm in das Blut (S. 26) hilft, Blutzuckerspitzen zu vermeiden. Allerdings können infolge dieser langsamen Aufnahme – besonders von Sorbit und Xylit – Blähungen und Durchfälle auftreten. Manche Diabetiker sind erstaunlich empfindlich gegenüber kleinen Portionen dieser Zuckeraustauschstoffe, wobei bereits die in den an sich recht nützlichen Diabetikermarmeladen enthaltenen Mengen zum Auftreten der geschilderten Beschwerden führen. Der entscheidende Unterschied zwischen den kalorienfreien Süßstoffen und den Zuckeraustauschstoffen besteht darin, daß – wie schon erwähnt – der Kohlenhydrat-

(und damit Kalorien-) Gehalt der Zuckeraustauschstoffe bei der Berechnung berücksichtigt werden muß. Wohl aus diesem Grunde sind die Süßstoffe Cyclamat und Saccharin bei übergewichtigen Diabetikern weiter verbreitet als Zuckeraustauschstoffe. Meldungen, wonach Süßstoffe erhebliche Nebenwirkungen haben und sogar Krebserkrankungen verursachen können, haben sich als falsch erwiesen.

Andere diätetische Lebensmittel

Ein Schwerpunkt der Herstellung von diätetischen Lebensmitteln liegt für Diabetiker bei geeigneten Getränken und Konserven. Allmählich gehen größere Firmen der Lebensmittelindustrie dazu über, den Nährstoffgehalt ihrer Produkte auszuzeichnen, die auf diese Weise berechnet werden können. Gerade bei den Schwierigkeiten einer zweckmäßigen Ernährung während des Urlaubs bzw. bei der Verpflegung alleinstehender Personen ist dies von großem Vorteil. Für die Hersteller von „Diabetiker-Lebensmitteln" besteht ja ohnehin schon seit längerem die Pflicht, die enthaltenen Nährstoffe auf der Verpackung genau zu deklarieren. Allerdings braucht nach der derzeit geltenden Gesetzgebung nicht mehr der BE-Gehalt (S. 34), sondern nur die enthaltene Kohlenhydratmenge angegeben werden sowie der Gehalt an Fett und Eiweiß und schließlich an Kalorien bzw. Joules. Dennoch besteht seitens der Ärzte und Patienten die dringende Forderung an alle Hersteller diätetischer Lebensmittel, die in dem Produkt vorhandene BE-Menge anzugeben, da den meisten Diabetikern die Berechnung hierdurch wesentlich erleichtert wird und mitunter Verordnung bzw. Kauf solcher Lebensmittel überhaupt erst ermöglicht werden. Die Bedeutung von Getränken, in denen Zucker durch Zuckeraustauschstoffe oder Süßstoffe ersetzt wird, liegt auf der Hand. Man sollte die Wichtigkeit solcher Zubereitungen insbesondere für diabetische Kinder nicht unterschätzen, die – wie jedes Kind – gern eine süße Limonade trinken möchten. Bei Spirituosen für erwachsene Diabetiker hingegen muß bedacht werden, daß Alkohol für niemanden „nützlich" sein kann, auch wenn er den Blutzucker nicht erhöht. Wenn ein Patient an Gewicht abnehmen soll, müssen die Alkoholkalorien unbedingt berechnet werden. Natürlich darf man den beschränkten Genuß bestimmter Spezialzubereitungen für Diabetiker dulden, wenn der Wunsch nach Alkohol besteht und bestimmte Zweiterkrankungen – wie z.B. Leberschäden – dies nicht verbieten. Zu solchen Spezialitäten gehört in erster Linie Diabetikerbier, das praktisch keinen (verbotenen) Malzzucker enthält und dessen vormals hoher Alkohol- (= Kalorien-)Gehalt von einigen Brauereien jetzt der Alkoholkonzentration des normalen Vollbiers angenähert wurde. Allerdings müssen die Diabetiker mit ihrem Arzt besprechen, ob und in welchen Mengen Alkohol für sie duldbar ist.

Unerwünschtes und Unnötiges

Unerwünschte Lebensmittel sind Speisen und Getränke, die zwar nicht grundsätzlich verboten sind, die aber die Durchführung einer Diät erschweren. Hierzu zählen in erster Linie kalorienreiche Lebensmittel, die das Einhalten einer unterkalorischen Kost und damit eine Gewichtsabnahme bei Fettsüchtigen behindern oder unmöglich machen. Deswegen sollten fette Käse- und Wurstwaren, Remouladen, Majonnaisen, Schlagrahm und Nüsse aller Art gemieden werden. Butter und Margarine enthalten zwar prozentual noch mehr Fett, man wird sie aber als Streich- und Kochfett weniger entbehren wollen als z. B. die „aus Langeweile" nebenbei verzehrten Erdnüsse oder die zusätzlich konsumierte Schlagsahne. In besonderen Situationen können auch andere Lebensmittel unerwünscht sein, z. B. für hochdruckkranke Diabetiker stark salzhaltige Fischkonserven und Pökelwaren. Ähnliches gilt für den Sonderfall einer zu reichlichen Eiweißzufuhr bei Patienten, die wegen eines Nierenversagens eine eiweißarme Diät einhalten müssen.

Bei den *unnötigen* Lebensmitteln geht es in erster Linie um solche, die im Rahmen der diätetischen Lebensmittel angeboten werden. „Diabetikernährmittel", „Diabetikerbrot" und „Diabetikermehl" werden seit Jahr und Tag von allen maßgebenden Ärzten als unnötig erachtet und abgelehnt – und trotzdem weiter verkauft. Solche Lebensmittel sind unnötig, da der Diabetiker die üblichen Produkte bei Berechnung durchaus zu sich nehmen kann (und im übrigen die Spezialprodukte auch berechnen muß). Außerdem sind diese diätetischen Lebensmittel recht teuer. Auch mit der Empfehlung von „Diabetikerschokolade" und „Diabetikergebäck" muß man zurückhaltend sein. Weniger der Gehalt an Zuckeraustauschstoffen als vielmehr der besonders in der Diabetikerschokolade enthaltene hohe Fettanteil wird von vielen Patienten ignoriert. Eine Berechnung sowohl des Kohlenhydrat- als auch des Fettanteils ist aber unumgänglich.

Diätberatung – Diätverordnung

Jeder Diabetiker soll von seinem Arzt ausführlich beraten werden, um die Diät exakt befolgen zu können. Diätanweisungen ohne Aushändigung eines Diätschemas haben im allgemeinen keinen großen Wert. Angesichts der Fortschritte, die in den vergangenen Jahren auf dem Gebiet der medikamentösen Diabetesbehandlung erzielt wurden, mag es für den Patienten verwunderlich sein, daß die Forderung nach einer Verbesserung der Diabetesdiät verstärkt erhoben wird. Jeder zuckerkranke Patient muß die Chance erhalten, die wichtigste Grundlage der Diabetestherapie – die Diät – für sich zu nutzen. Ein Wort von KONRAD LORENZ kennzeichnet im übrigen die Situation treffend: „Gesagt ist nicht gehört! Gehört ist nicht verstanden! Verstanden ist nicht einverstanden! Einverstanden ist nicht angewendet! Angewendet ist noch lange nicht beibehalten!" Auf welcher Stufe findet sich der Leser dieser Zeilen wieder? Hat er wenigstens schon einmal etwas von Diät „gehört"? ist er damit „einverstanden"? Hat er diese Einsicht und die daraus stammende Anwendung auch „beibehalten"?

Diät ohne Berechnung nicht möglich

Der Arzt entscheidet, ob die diätetische Ersteinstellung in der Praxis oder in der Klinik erfolgen soll. Auch wenn die Berechnung der Diät langwierig und lästig sein kann, eine Diabetesdiät ohne Berechnung der Kost durch den Patienten ist nicht möglich. Die Berechnung der Kost nach Kalorien ist erfahrungsgemäß schwierig. Auch kommt sie für Diabetiker aus verschiedenen Gründen nicht ohne weiteres in Betracht. Für eine gleichmäßige Verteilung der Grundnährstoffe auf die Tagesmahlzeiten ist nur gesorgt, wenn die verschiedenen Nährstoffe – zumindestens Fett und Kohlenhydrate – getrennt berechnet werden. Der Patient soll innerhalb der Nährstoffgruppen alle Möglichkeiten des Nahrungsmittelaustausches nützen. Auf diese Weise kann er seine Diät abwechslungsreich gestalten, ohne daß die Exaktheit der Verordnung darunter leidet. Die meisten Nahrungsmittel können nach bestimmten Regeln gegeneinander ausgetauscht werden. Zu diesem Zweck erhält der Patient Tabellen, in denen er sich über den Nährwert der Kohlenhydrate und des Fettes informieren kann (s. Anhang,

Tab. A 5). Bei der Zufuhr von Eiweiß darf im allgemeinen großzügiger verfahren werden. Wenn nämlich die kohlenhydrat- und fetthaltigen Lebensmittel richtig ausgetauscht werden, wird die Gesamtmenge der Kalorien (nach der der Arzt das Diätschema erstellte, die aber für den Patienten bei der Berechnung keine Rolle spielen sollen) nicht überschritten. Erfreulicherweise wurden in Deutschland die früher recht unterschiedlichen Angaben in den einzelnen Kohlenhydrat- und Fettaustauschtabellen normiert, so daß die früher für Ärzte und vor allem für Patienten bestehende Verwirrung nicht mehr existiert.

Einmaleins der Kohlenhydratberechnung

Kohlenhydrate können nach Gramm (g) oder nach Broteinheiten (BE) berechnet werden. In der Regel sollte der Berechnung nach Broteinheiten der Vorzug gegeben werden. Eine BE (= 12 g Kohlenhydrate) entspricht einer dünnen Scheibe Schwarzbrot von 25 g Gewicht und ist gegenüber anderen Kohlenhydraten, z. B. Kartoffeln, Gemüse, Obst, Reis, Gries, Nudeln, Mehl, Haferflocken, austauschbar, sofern deren Menge ebenfalls 12 g Kohlenhydrate enthält. Vernünftigerweise wurde bei einer Neudefinition der Broteinheit festgelegt, daß – wie schon mehrfach erwähnt – auch Fruchtzucker (Fructose, Laevulose), Sorbit (Sionon) und Xylit voll in die Berechnung der Kohlenhydrate einzugehen haben. Es ist erwünscht, den Austausch der Kohlenhydrate möglichst innerhalb bestimmter Gruppen von Nahrungsmitteln durchzuführen, also z. B. Teigwaren gegen Teigwaren und Obst gegen Obst auszutauschen, wie es aufgrund der meisten nach Gruppen geordneten Tabellen möglich ist (s. Anhang, Tab. A 5). Bei einer Verordnung von 15 BE (14 BE) könnte man die einzelnen Mahlzeiten wie folgt verteilen:

1. Frühstück: 2 BE	(Vesper: 1 BE)
2. Frühstück: 2 BE	Abendessen: 3 BE
Mittagessen: 3 BE	Spätmahlzeit: 2 BE
Kaffeetrinken: 2 BE	

Der Patient soll mindestens ein Drittel der Kohlenhydrate, also bei diesem Beispiel 5 BE, in Form von Obst oder Gemüse zu sich nehmen.

Achten auf verstecktes Fett

Auch für die Berechnung fetthaltiger Lebensmittel gibt es Austauschtabellen (s. Anhang Tab. A 5). Man soll ein knappes Drittel der zugeführten Fette in Form von Streichfett, ein anderes knappes Drittel als Kochfett verbrauchen. Besondere Beachtung verdient der Rest, das sogenannte versteckte oder kaschierte Fett, das sich beispielsweise in Wurst-, Fleisch- oder Milchprodukten verbirgt. Man muß beachten, daß auch andere Bestandteile fetthaltiger Nahrungsmittel, wie z. B. Kohlenhydrate in der Milch, in die (Kohlenhydrat-)Berechnung einbezogen werden müssen. Der Patient sollte wissen, wie die Fettbeschränkung bei der Auswahl fettarmer Fleisch- und Fischwaren sowie bei Wurst und Käse am besten durchzuführen ist. Über die unerwünschten, allzu kalorienreichen Lebensmittel, die vorwiegend Fett enthalten, wurde bereits gesprochen. Erfahrungsgemäß vermissen die Patienten das Fett am meisten beim Brotaufstrich, so daß man hierfür eine kleine Reserve lassen sollte. Beim Fettaustausch rechnet man in Gramm, da sich eine Hilfsrechengröße (wie die BE für die Kohlenhydratberechnung) hier weniger bewährt. Die Verteilung auf die verschiedenen Mahlzeiten ergibt sich im allgemeinen bereits dadurch, daß Fett nicht allein verzehrt, sondern stets zusammen mit den auf viele Mahlzeiten verteilten Kohlenhydraten gegessen wird.

Keine strengen Maßstäbe bei der Eiweißberechnung

Für die Eiweißberechnung gibt es keine so strengen Maßstäbe wie für die Kalkulation von Kohlenhydraten und Fett. Bestimmten Spezialtabellen kann man zwar Angaben darüber entnehmen, eine eigentliche Berechnung ist aber nur gelegentlich bei labilen Diabetikern mit starken Blut- und Harnzuckerschwankungen und bei Patienten mit Nierenversagen erforderlich. Die erlaubte Eiweißmenge ist im übrigen so reichlich bemessen, daß sie vom Patienten kaum jemals überschritten wird. Wichtig ist vor allem, daß bei der Auswahl der eiweißhaltigen Nahrungsmittel nicht solche bevorzugt werden, die reichlich Fett enthalten und damit die Einhaltung der erlaubten Fettmenge unmöglich machen. Als Faustregel darf gelten, daß auf 1 g Eiweiß aus Fleisch etwa 0,4 g Fett kommen. 10 g Eiweiß sind etwa in 50 g rohem Fleisch oder in 60 g Fisch, in 300 g Vollmilch, Buttermilch oder

Joghurt, in 40 g Käse, in 60 g Magerquark oder in 1½ Eiern enthalten. Da etwa die Hälfte des Eiweißverbrauchs aus tierischem Eiweiß zu decken ist, soll die Diabetesdiät genügend Milchprodukte, Fleisch und Fisch enthalten.

Über spezielle Diätprobleme auf einer Reise oder bei diabetischen Kindern, bei diabetischen Schwangeren oder bei Vorliegen von Zweiterkrankungen und Komplikationen soll in anderen Abschnitten berichtet werden.

Diätwaage und Meßbecher

Zu Hause, „wenn es ernst wird", kann die Diät natürlich nur eingehalten werden, wenn zumindestens anfänglich alle Lebensmittel abgewogen werden. Dazu benötigt man eine Küchenwaage, die das Gewicht auf 1 g genau bestimmt. Meist sind die üblichen Küchenwaagen zu ungenau, so daß man für feste Nahrungsmittel eine Briefwaage oder eine Diätwaage benutzen soll. Für Flüssigkeiten verwendet man besser Meßbecher, die mit einer Gramm- oder Kubikzentimetereinteilung versehen sind. Diätwaage und Meßbecher sind Hilfsmittel, die in jeden Diabetikerhaushalt gehören. Mit ihrer Hilfe kann man feststellen, wieviel Milliliter (Kubikzentimeter) oder Gramm mit einem gestrichen vollen Löffel (Eßlöffel, Teelöffel, Schöpflöffel) bzw. mit Bechern oder Tassen oder mit anderen Küchenhilfsmitteln erfaßt werden. Bei Verwendung der gleichen Geräte, deren Fassungsvermögen bekannt ist, können dann Diätwaage und Meßbecher ersetzt werden. Natürlich ist das Wiegen und Abmessen anfangs lästig und auch schwierig. Andererseits gewinnen die Patienten aber sehr rasch den Blick für die richtigen Nahrungsmittelmengen und können dann zum Abschätzen nach Augenmaß übergehen. Immer wieder sollte aber das eigene Vermögen, das Gewicht der Nahrungsmittel abzuschätzen, durch die Waage kontrolliert werden. Übrigens: Die beste Küchenwaage ist ohne Nutzen, wenn die Personenwaage anzeigt, daß der Übergewichtige nicht abnimmt oder sogar zunimmt...!

Behandlung mit Tabletten

Ein spannendes Kapitel Medizingeschichte

Als vor nunmehr bald 25 Jahren die ersten brauchbaren Tabletten zur Diabetesbehandlung vorgestellt wurden, konnten sich nur wenige Ärzte daran erinnern, daß die Bemühungen, die Zuckerkrankheit auf diese Weise zu behandeln, weiter zurückliegen als die Entdeckung des Insulins. Schon 1918 hatte ein japanischer Arzt im Tierversuch Blutzuckersenkungen nach der Verabreichung von Guanidin gesehen, das sich abgewandelt in später entwickelten blutzuckersenkenden Tabletten wiederfindet. Wiederholte Anläufe, solche Präparate einzuführen, blieben jedoch zunächst ohne Erfolg. Zu groß waren die Nebenwirkungen, als daß man dafür das nach wie vor unentbehrliche Insulin aufgeben wollte.

Erprobung im Selbstversuch

Der wichtigste Zeitpunkt in der Geschichte der Tabletten, die zur Diabetesbehandlung eingesetzt wurden, kam im Jahr 1954, als zwei deutsche Ärzte die blutzuckersenkende Wirkung bestimmter Sulfonamidpräparate entdeckten bzw. „wiederentdeckten". Eigentlich wollten sie dieses Präparat – später bekannt unter den Namen Invenol und Nadisan – zur Behandlung von Infektionskrankheiten einsetzen. Den aufmerksamen Ärzten fielen aber bei den auf diese Weise behandelten Kranken „eigentümliche Erregungszustände" auf. Die Ärzte stellten daraufhin im Selbstversuch Hungergefühl, Schweißausbruch und Zittrigkeit nach Einnahme dieser Tabletten fest und äußerten sofort den Verdacht auf eine Hypoglykämie, d. h. auf eine Unterzuckerung. Blutzuckerbestimmungen bestätigten den Verdacht. Daß die deutschen Ärzte FRANKE und FUCHS daraus den Schluß zogen, diese Präparate in der Diabetesbehandlung einzusetzen, bedeutete die Geburtsstunde der Behandlung der Zuckerkrankheit mit Tabletten. Rasch kam es nun zur Entwicklung von solchen und ähnlichen Präparaten aus der Gruppe der Sulfonamide oder – im engeren Sinne – Sulfonylharnstoffe. Die Namen der weiteren Präparate

Rastinon, Chloronase, Glutril,
Artosin, Diabetoral, Pro-Diaban,
Redul, Euglucon 5, Glurenorm
 Semi-Euglucon, Gluborid, Glibenese

und andere sind vielen Diabetikern in Deutschland geläufig. Gut wäre es aber, wenn die Patienten diese Substanzen erst dann nehmen würden, wenn sie alle Möglichkeiten der Diätbehandlung ausgeschöpft haben; die Tabletten können nämlich nicht dazu dienen, die mangelnde Mitarbeit bei der Verminderung des Körpergewichts oder begangene Diätfehler auszugleichen!

Wirkung auf die B-Zellen

Alle jetzt bekannten Tabletten gehören entweder – wie erwähnt – zu den Sulfonamiden oder zu den vom Guanidin abgeleiteten Biguaniden. Man muß es nachträglich als besonderen Glücksfall bezeichnen, daß gerade mit den Präparaten vom Typ des Tolbutamid (Rastinon, Artosin) ein Standard für gut verträgliche Tabletten in der Diabetesbehandlung gesetzt wurde. Schließlich müssen Diabetiker, die mit Medikamenten behandelt werden, damit rechnen, daß sie diese Präparate ein ganzes Leben lang einnehmen. In der Regel wirken diese Tabletten nur bei Patienten, deren Diabetes sich erst nach dem 35.–40. Lebensjahr einstellte, also bei sogenannten Erwachsenendiabetikern. Die Sulfonamidpräparate wirken offenbar bevorzugt an den B-Zellen der Bauchspeicheldrüse (Abb. 1c), indem sie dort die Ausschüttung von Insulin anregen. Die Abgabe von Insulin ins Blut wird also gesteigert, wodurch der Blutzucker gesenkt wird (S. 11). Wenn ein Mensch keine Bauchspeicheldrüse mehr hat – also z.B. nach der sehr eingreifenden Operation der Entfernung der Bauchspeicheldrüse –, kann man sich von den Sulfonamiden keine Wirkung erwarten. Ähnliches gilt für jugendliche Diabetiker, deren Bauchspeicheldrüse nur noch wenige funktionsfähige insulinproduzierende B-Zellen enthält und die deswegen auf die Insulinspritze angewiesen sind. Auch viele ältere Diabetiker – es handelt sich dabei meist um normalgewichtige oder untergewichtige Patienten – können die tägliche Insulininjektion nicht entbehren. Solche Diabetiker, sogenannte Insulinmangeldiabetiker, verfügen praktisch nicht mehr über körpereigene Insulinreserven. Insulin kann somit aus der Bauchspeicheldrüse nicht freigesetzt werden, die Tabletten sind wirkungslos. Insulinbedürftige Patienten sollten also ihren Arzt nicht mehr mit der so häufig gestellten Frage bedrängen: „Herr Doktor, warum verschreiben Sie mir denn keine Tabletten?"

Wie sollen die Tabletten nicht wirken?

Wie sieht es mit den Nebenwirkungen der Tabletten aus? Zunächst sind typische Arzneimittelnebenwirkungen zu besprechen, wie sie bei vielen Medikamenten auftreten. Solche Nebenwirkungen, wie Allergien, Blutbildschäden, Magen-Darm-Erscheinungen, sind aber bei der ständig verbesserten Entwicklung der Diabetestabletten immer seltener geworden. Die neueren Sulfonamidpräparate (Euglucon 5, Semi-Euglucon, Glutril, Pro-Diaban, Glurenorm, Gluborid, Glibenese) senken mit einer bis zu 500fach geringeren Dosis den Blutzucker, als dies die älteren Präparate vermochten. Dies scheint ein Grund dafür zu sein, daß die bei älteren Präparaten recht häufig zu beobachtenden typischen Nebenwirkungen wie Allergien an der Haut oder Verschiebungen in der Verteilung der Blutzellen erfreulicherweise sehr selten geworden sind. Sulfonamidpräparate, die zu Leber- und Nierenschäden führen, werden sowieso nicht mehr verwendet.

Gefahr bei falscher Einnahme

Als weitere unerwünschte Nebenwirkung ist die Hypoglykämie, d. h. die Unterzuckerung des Körpers, zu beachten. Wie oben beschrieben, entdeckten zwei deutsche Ärzte den blutzuckersenkenden Effekt der Sulfonamide zunächst als eine Nebenwirkung, die natürlich für die Behandlung von Patienten mit Infektionskrankheiten unerwünscht war. Die Nebenwirkung machten sie zur Hauptwirkung, indem sie die Blutzuckersenkung bei Diabetikern, also bei Patienten mit zu hohem Blutzucker, für die Behandlung ausnützten. Stets dann, wenn ein Mensch, der keinen Diabetes hat, solche Tabletten einnimmt (das ist selten der Fall), oder aber wenn ein Diabetiker, der an sich mit Diät allein behandelt werden könnte (das wird wesentlich öfter zutreffen), Tabletten erhält, ist mit Unterzuckerreaktionen zu rechnen. Dies gilt um so mehr, als die erwähnten neueren Tabletten den Blutzucker stärker senken als die meisten älteren Präparate. Natürlich ist Blutzuckersenkung, streng genommen, keine „Nebenwirkung" der Präparate, sondern die erwünschte „Hauptwirkung", die nur dann, wenn sie sich als Hypoglykämie äußert, offensichtlich am falschen Objekt, d. h. am nicht tablettenbedürftigen Patienten erzielt wurde. Mit anderen Worten: Arzt und Patient haben angesichts der neuen stärker wirksamen Präparate eine besondere Verpflichtung, diese Substanzen gezielt einzusetzen bzw. korrekt einzunehmen. Wenn ein Diabetiker, der z. B. nur eine Tablette dieser Präparate erhält, wegen eines Diätfehlers „sicherheitshalber" 3 Tabletten einnimmt, oder wenn ein anderer Patient zwar die Tablette einnimmt, aber die verordnete Mahlzeit vergißt, dann geht es ihm ebenso wie einem insulinspritzenden Patienten, der eine zu große Menge Insulin injiziert oder gegen ärztlichen Rat seine Zwischenmahlzeiten vergißt: er wird hypoglykämisch. Das Unangenehme dabei ist, daß diese Unterzuckerungen meistens ältere, oft hilflose Patienten betreffen und häufig nicht sofort erkannt werden. Die Einführung der neuen Tabletten hat also die Diabetesbehandlung zwar verbessert, aber zugleich schwieriger gemacht. Mehr Patienten als vorher können statt mit Insulin mit Tabletten behandelt werden. Aber gleichzeitig müssen mehr Patienten darauf achten, die Vorschriften des Arztes besonders streng zu befolgen, wenn nicht unangenehme oder sogar gefährliche Nebenwirkungen auftreten sollen.

Diät nicht zu ersetzen

Die dritte Gruppe von Nebenwirkungen ist ganz besonderer Art und hat eigentlich mit den Tabletten selbst nichts zu tun. Sie ist psychologisch bedingt und zu erklären mit der Medikamentengläubigkeit vieler Menschen, mit der Verkennung der Bedeutung der Diät und mit dem Wunsch, das Problem Diabetes ein- oder zweimal täglich mit der Einnahme einer Tablette zu lösen. Man muß sich darüber im klaren sein, daß die Diätbehandlung als die Grundlage jeder Diabetestherapie und die Injektionsbehandlung mit Insulin als die allein lebensrettende medikamentöse Behandlung bei bestimmten Kranken ungleich wichtiger sind als die Tablettenbehandlung. Besonders in den ersten Jahren nach der Einführung der Diabetestabletten war zu bemerken, daß das Bemühen der Patienten, eine Diät einzuhalten, nachließ. Die Tablette schien den Diabetes – zumindest für einen großen Teil der Zuckerkranken – besiegt zu haben. Inzwischen weiß man, daß hiervon keine Rede sein kann. Zur guten Diabeteseinstellung gehört eben mehr als eine Korrektur der Blut- und Harnzuckerwerte durch Tabletten. Die Einnahme solcher Medikamente durch übergewichtige Diabetiker, die sich nicht an ihre Diät halten, wirkt mit Sicherheit nicht lebensverlängernd. Möglicherweise wirkt sie sogar lebensverkürzend, insbesondere unter Berücksichtigung der Tatsache, daß sich die Patienten dadurch die wichtigere Behandlung, nämlich die Ausschaltung des Risikofaktors „Übergewicht", vorenthalten. Weder die erhöhten Blutfettwerte noch andere indirekt mit dem Übergewicht zusammenhängende schädliche Einflüsse werden bei einer solchen „Blutzuckerkosmetik" mit Tabletten berücksichtigt (S. 21). Ein mit Tabletten behandelter übergewichtiger Diabetiker sollte also so lange nicht „stolz" auf seine normalen Blut- und Harnzuckerwerte sein, wie er nicht mit Hilfe seines Arztes versucht hat, durch eine exakt eingehaltene Diät die Einnahme von Medikamenten ganz zu vermeiden. Wer allerdings Tabletten nehmen muß, braucht nicht zu befürchten, dadurch Schaden zu erleiden.

Wann sollen die Tabletten eingenommen werden?

Im allgemeinen wird die Tabletteneinnahme am Morgen, eventuell zusätzlich am Abend und selten auch noch mittags erfolgen. Dies hängt von der jeweils durch den behandelnden Arzt zu entscheidenden Situation ab und wird auch durch die Art der Tabletten bestimmt. Eine Aufteilung der Tabletten auf mehr als zwei Portionen (früh und abends) während – oder seltener – vor dem Essen ist unüblich geworden. Der ärztliche Rat in einem solchen Buch für Diabetiker kann aber niemals jedem Einzelfall gerecht werden und schon gar nicht die hausärztliche Anweisung ersetzen. Deshalb soll der Patient seinem Arzt folgen, wenn dieser sich aus guten Gründen zu einer anderen Verordnungsweise der Tabletten entschließt.

Biguanide – kaum noch in Gebrauch

Nur am Rande erwähnt seien die sogenannten Biguanide, die bis vor kurzem viel verordnet wurden und im Ausland zum Teil noch weit verbreitet sind. Gelegentlich zu beobachtende gefährliche Übersäuerungen des Blutes nach Einnahme von Biguaniden ließen es aber wünschenswert

erscheinen, ihre Verwendung auf Ausnahmen zu beschränken. In der Bundesrepublik Deutschland sind z. Z. nur noch die besser verträglichen Präparate Glucophage retard und Toulibor erhältlich.
Biguanide sind im Gegensatz zu den häufig verwendeten Sulfonamidtabletten nicht auf annähernd intakte B-Zellen der Bauchspeicheldrüse angewiesen, da sie ihre Blutzuckersenkung auf andere Weise hervorrufen. Der wichtigste Effekt dürfte in der Bremsung der Zuckerneubildung durch die Leber, vielleicht auch in einer Verbesserung der Zuckerverwertung durch die Muskulatur und in einer Verlangsamung der aus den Nährstoffen stammenden Zuckeraufnahme in die Blutbahn bestehen.
Die Tatsache, daß die zur Diabetesbehandlung zur Verfügung stehenden Tabletten – Sulfonamide und Biguanide – den Blutzucker auf unterschiedliche Weise senken, kann den Ärzten mitunter Veranlassung geben, beide Präparate gemeinsam zu verordnen. Man kann damit einen stärkeren blutzuckersenkenden Effekt erzielen, als wenn eine Substanz allein verordnet wird. Wie erwähnt, werden Biguanide aber nur noch in Einzelfällen eingesetzt, bei denen nicht mit Nebenwirkungen gerechnet wird. Im übrigen brauchen die Patienten, die früher andere, heute nicht mehr erhältliche Biguanidpräparate (z.B. Silubin retard, Dipar, DB retard) eingenommen haben, nicht zu befürchten, daß ihnen hierdurch bleibende Schäden entstanden sind.

Das Wundermittel Insulin

Wer glaubt heutzutage noch an Wunder?
Diese teils spöttische, teils resignierende Bemerkung hört man nicht selten. Und in der Tat machen es die Menschen mit ihren Fehlern jedem, der ein Wunder erleben möchte, schwer, daran zu glauben. Im Zusammenhang mit dem injizierbaren Insulin in der Behandlung des Diabetes kann man aber wirklich von einem Wunder sprechen.

Dem Tod entronnen

Einer der großen alten Diabetesärzte, Dr. E. P. JOSLIN, hatte schon viele Jahre vor der Entdeckung des Insulins Diabetiker betreut. Wenn man ihn über den ersten klinischen Einsatz des Insulins, das er von seinem Freund CHARLES BEST, dem Mitentdecker des Insulins (S. 45) im Jahre 1922 erhalten hatte, sprechen hörte, dann konnte man wieder an Wunder glauben. Vor der Entdeckung des Insulins waren ja alle insulinbedürftigen Patienten verloren und gingen einem langsamen qualvollen Tod im diabetischen Koma entgegen. Auch heutzutage sterben leider noch Patienten im Koma. In solchen Fällen liegen aber fast immer schwerwiegende Fehler vor, die nicht rechtzeitig zur richtigen Behandlung geführt haben oder den Patienten zur Aufgabe dieser Behandlung veranlaßten. Vor 1922 war aber das Schicksal der jungen Menschen, bei denen ein Diabetes diagnostiziert wurde, besiegelt: Solche Diabetiker mußten, obwohl sie bereits untergewichtig waren, hungern und wurden in einer Art Balanceakt, der stets tödlich endete, nur noch für eine Weile am Leben erhalten. Einige Tage durften sie gar nichts essen, dann wieder verhältnismäßig viel Fett, dann mußten sie viel trinken und dennoch nahmen sie an Gewicht ab und wurden immer kraftloser. Schließlich stellte sich die Säurevergiftung des Körpers, das Koma ein, und das qualvolle Leiden nahm allmählich ein Ende. Wenn man Dr. JOSLIN über seine ersten Erfolge mit dem neuen Insulin sprechen hörte, dann glaubte man dem zutiefst gerührten alten Arzt, daß er ein Wunder erlebt hatte. Junge Menschen, die noch wenige Wochen vorher zum Tode verurteilt zu sein schienen, blühten auf und gingen einem lebenswerten Leben entgegen. Das Wundermittel Insulin hatte ihnen dazu verholfen. Zwei alte Photos (Abb. 5 u. Abb. 6) von einem der ersten Kinder, das mit Insulin behandelt wurde, sind ein eindrucksvoller Beweis hierfür.
Warum diese Einleitung zu dem Kapitel? Damit alle, die Insulin spritzen und die von sich sagen, „wir *müssen* Insulin spritzen", erfahren, wie es ohne die Entdeckung des Insulins um sie bestellt wäre. Sollten die insulinbedürftigen Patienten nicht besser sagen: „wir *dürfen* Insulin spritzen"?

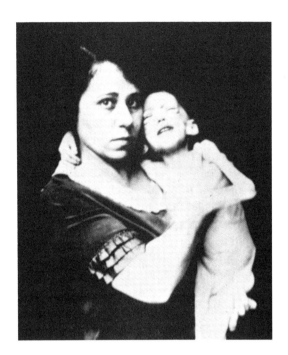

Abb. 5
Völlig abgemagertes diabetisches Kind, bevor es einer Insulinbehandlung zugeführt werden konnte.

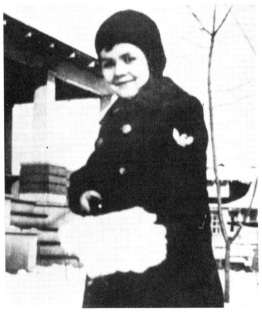

Abb. 6
Das gleiche diabetische Kind wenige Wochen nach der ersten Insulininjektion beim Spielen im Schnee.

Hormonextrakt aus der Bauchspeicheldrüse

Zunächst noch einiges zur Geschichte des Insulins. Die kanadischen Forscher BANTING und BEST erkannten in Versuchen an diabetischen Hunden, daß ein Extrakt aus der Bauchspeicheldrüse, das sogenannte Insulin, den Blutzucker senkt. Das war im Jahre 1921. Im Januar 1922 wurde der erste Zuckerkranke, ein 13jähriger Junge, erfolgreich mit dem Hormonextrakt behandelt. Kinder dieser Altersklasse hatten bis dahin eine Lebenserwartung von ein bis zwei Jahren. Dies änderte sich durch die Einführung des Insulins schlagartig. 1936 kam es zu einer wichtigen Verbesserung der Insulinbehandlung: Sogenannte Depotinsuline wurden entwickelt, die noch heute in der Therapie vorherrschen. Dennoch hat das alte, kurz wirkende Insulin (man nennt es nach wie vor „Altinsulin") seine Bedeutung behalten. Altinsulin verordnen die Ärzte in der Behandlung des diabetischen Komas oder auch bei anderen erheblichen Stoffwechselentgleisungen, die z. B. als Folge einer Infektion oder während und nach Operationen aufgetreten sind, sowie bei Patienten, die einen besonders labilen Stoffwechsel haben. Gerade bei kindlichen und jugendlichen Diabetikern ist es zweckmäßiger, gelegentlich mehrfache kleine Altinsulininjektionen zu verabreichen, als zu versuchen, den Diabetes mit einem überlang wirkenden Depotinsulin zu regulieren. Natürlich werden die Depotinsuline häufiger verwendet, insbesondere die sogenannten Intermediärinsuline mit kürzerer Wirkungsdauer von 10 bis 20 Stunden (Tab. 2). Sie eignen sich in erster Linie für die Insulinmangeldiabetiker im Kindes- und Jugendalter, aber auch für ältere insulinbedürftige Patienten. Häufig sind zwei tägliche Injektionen erforderlich, die nicht durch eine Injektion eines länger wirkenden Insulins ersetzt werden können. Die Depotinsuline mit langer Wirkungsdauer (24 Stunden und mehr) kommen nur selten und dann zumeist nur bei sehr stabilem Stoffwechsel und geringem Insulinbedarf in Betracht.

40 Einheiten pro Milliliter (Kubikzentimeter)

Insulin ist ein Eiweißhormon, das in der Bauchspeicheldrüse, und zwar in den erwähnten B-Zellen der Langerhansschen Inseln (Abb. 1 c), gebildet und beim Gesunden direkt in das Blut abgegeben wird. Bei Insulinmangeldiabetikern liegt die Insulinproduktion dar-

Tabelle 2 Insulinpräparate (nach Sauer)

	Wirkungs-dauer (Std.)	Anfangseffekt verstärkt durch Altinsulin
Altinsuline	5– 7	
MC Insulin Novo Semilente	10–12	
Komb-Insulin CR und CS Hoechst	10–12	+
Depot Insulin CR und CS Hoechst	12–16	
HG-Insulin CR und CS Hoechst	16	
Insulin Initard Leo	16	+
Depot-bzw. SP-Depot-Insulin Horm	16	
MC Insulin Monotard	16–20	
Deposulin Brunnengräber	16–20	
Insulin Mixtard Leo	16–20	+
Insulin Retard Leo NPH	20	
Insulin Rapitard	20–24	+
Long-Insulin Hoechst	24	
Insulin Novo Lente	24–28	
Insulin Novo Ultralente	> 28	
(PZ Insulin Novo)	>32	

nieder, diese Patienten spritzen dafür das aus den Bauchspeicheldrüsen von Rindern und Schweinen gewonnene Insulin. Die in Deutschland im Handel befindlichen Ampullen enthalten eine Lösung mit 400 Einheiten Insulin in 10 Kubikzentimetern (Millilitern). In einem Kubikzentimeter befinden sich also 40 Einheiten. Dabei handelt es sich um sehr geringe Mengen: 1/1000 g (= mg [Milligramm]) reines Insulin entspricht 25 bis 27 Einheiten, also einer Menge, die viele Diabetiker täglich injizieren. Der durchschnittliche gesamte Insulinbedarf, errechnet an der Insulinproduktion der Bauchspeicheldrüse gesunder Erwachsener, liegt allerdings im allgemeinen höher, und zwar bei über 40 Einheiten täglich. Als Eiweißkörper würde Insulin, wenn man es durch den Mund einnehmen würde, durch die Verdauungssäfte zerstört und unwirksam werden. Die Einspritzung ist also unerläßlich.

Was muß man über die Insulinbehandlung wissen?

Die Ersteinstellung mit Insulin wird zumeist im Krankenhaus vorgenommen, da die Patienten dort beobachtet und eventuelle Nebenwirkungen rechtzeitig erkannt und behandelt werden können. Bis zu einem gewissen Grad ist es sogar nützlich, wenn die Patienten in der Klinik die Nebenwirkungen der Insulinbehandlung, z. B. eine Unterzuckerreaktion, erleben, damit sie die Warnzeichen richtig deuten und später entsprechende Maßnahmen dagegen einleiten können. Auch die intensive Schulung, insbesondere das Erlernen der Spritztechnik unter Aufsicht geschulten Personals, erfolgt am besten in der Klinik. Für jeden Patienten hat man heutzutage ein Insulinpräparat zur Verfügung, das seiner Stoffwechselsituation am besten entspricht. Der Tab. 2 ist zu entnehmen, um welche Präparate es sich dabei handelt. Mancher Diabetiker wird sich wundern, wenn er beim Studium der Tabelle feststellt, daß die Wirkungsdauer zum Teil mit einem größeren Streubereich über mehrere Stunden angegeben wird (was übrigens auch für den Wirkungseintritt und die Wirkungsspitze der einzelnen Insulinpräparate zutrifft). Bedeutet dies, daß die Insulinwirkung unzuverlässig ist? Nein! Nur hat eben „jeder Diabetiker sein eigenes Insulin", oder richtiger: Bei jedem Diabetiker wirkt jedes Insulinpräparat ein wenig anders als bei einem anderen Zuckerkranken. Deshalb kann es durchaus sein, daß ein Insulin, das in der Abbildung eine Wirkungsdauer von 6–8 Stunden aufweist, im Einzelfall einmal länger wirkt als ein anderes, bei dem die Wirkungsdauer mit 10–12 Stunden angegeben wurde. Das sind allerdings Ausnahmen, die nicht der Regel entsprechen.

Der richtige Abstand zwischen Spritze und Essen

Es ist wichtig, auf den richtigen Abstand zwischen Injektion und Mahlzeit zu achten. Erfahrungsgemäß wird dieser meist zu kurz gewählt. Immer wieder kommen Diabetiker in Sprechstunde und Klinik, die unmittelbar vor oder sogar nach dem Frühstück bzw. Abendessen Insulin injizieren, die also offenbar über den richtigen Zeitpunkt der Injektion nicht informiert sind. Dieser sollte bei Altinsulin mindestens 20 Minuten, bei Depotinsulin aber 30 bis 60 Minuten vor der nächsten Mahlzeit liegen.
Den Umgang mit dem Insulin hat der Patient während der Einstellung im Krankenhaus zu erlernen. Patienten, die sich darin nicht auskennen oder die die wenigen Handgriffe der Injektion nicht beherrschen, sind gefährdet. Gleiches gilt natürlich für Hilfspersonen, die bei älteren oder behinderten Diabetikern die Insulininjektionen vornehmen. Im

übrigen soll jeder Zuckerkranke sein Insulin möglichst selbst spritzen, damit er unabhängig ist von fremder Hilfe.

Die Lagerung der Stechampullen erfolgt am besten in kühlen Kellerräumen oder im Kühlschrank, allerdings nur im „Gemüsefach" und nicht im „Gefrierfach". Andernfalls könnte die Wirksamkeit des Insulins beeinträchtigt werden. Insulinpräparate sind begrenzt haltbar, können aber im allgemeinen zwei bis drei Jahre verwendet werden. Das auf den Ampullen verzeichnete Verfallsdatum gibt hierüber Auskunft. Verschiedene Insuline sind trübe. Es handelt sich dabei um sogenannte Suspensionen, bei denen das Fläschchen vor dem Aufziehen des Insulins in die Spritze geschüttelt werden muß. Auf diese Weise wird eine gleichmäßige Verteilung der Bestandteile der Insulinlösung gewährleistet. Bei klaren Insulinen ist dieses Problem nicht vorhanden.

Spritzen aus Kunststoff und Glas

Verschiedene Injektionsspritzen stehen zur Verfügung. Wegen der dabei entfallenden Sterilisationsprobleme (s. u.) haben sogenannte Einmalspritzen aus Kunststoff schon heute weite Verbreitung gefunden, die in ihren speziellen 1-ml- und 2-ml-Ausführungen als Insulinspritzen eine leicht ablesbare Graduierung pro einer Einheit Insulin aufweisen. Da in 1 ml (Milliliter) Insulinlösung – wie bereits besprochen – 40 Einheiten Insulin enthalten sind, lassen sich mit diesen Spritzen, die von verschiedenen Herstellern vertrieben werden, bis zu 40 bzw. bis zu 80 Einheiten Insulin zuverlässig abmessen. Bisher – und viele Patienten tun dies nach wie vor – wurden meist Rekordspritzen aus Glas verwendet, die 2 Milliliter (Kubikzentimeter) fassen. Gemäß den obigen Ausführungen muß bei diesen Spritzen ein Teilstrich der Skala (0,1 ml Milliliter) 4 Einheiten Insulin entsprechen. Von sogenannten Insulinspritzen, die zwei oder drei verschiedene Skalen aufweisen, wird zu recht abgeraten. Allzu oft entstehen sonst Verwechslungen. Die Injektionsnadeln für die Einspritzung in das Fettgewebe sollen eine Stärke aufweisen, die einerseits dem Patienten nicht durch ein zu dickes Kaliber Schmerzen empfinden läßt, andererseits die Gefahr des Abbrechens allzu dünner Nadeln vermeidet. Dies trifft auf Nadeln der Stärke 16, 18 und 20 zu, sofern sie nicht durch den allzu langen Gebrauch schon stumpf geworden sind. Diese Nadeln sollen nach der Injektion, was natürlich bei Einmalnadeln entfällt, die einfach weggeworfen werden, gründlich durchgespült und dann sterilisiert oder in destilliertem Wasser ausgekocht werden. Auch die Glasspritzen sollten mindestens einmal wöchentlich sterilisiert werden. Leitungswasser eignet sich in vielen Gegenden Deutschlands nicht zum Auskochen, da in der Nadel und am Spritzenstempel Kalkablagerungen entstehen können. Wenn man das Leitungswasser vorher abkocht und dann das gekochte Wasser benutzt, kann man dieses Problem vermeiden. Zwischen den einzelnen Injektionen werden die Spritzen am besten trocken in einem entsprechenden Behälter aufbewahrt. Auch Einmalspritzen – nicht dagegen Einmalnadeln – können für mehrere Injektionen verwendet werden, sofern sie nach jedem Gebrauch mehrmals mit Luft „durchgespritzt" werden, um ein Verkleben zu vermeiden, und anschließend wieder in ihre Originalverpackung gesteckt und wie Glasspritzen in einem sauberen Kästchen gelagert werden. Im Unterschied zu den Glasspritzen brauchen die auf diese Weise aufbewahrten Plastikspritzen nicht sterilisiert zu werden, sondern werden dann einfach weggeworfen.

Gefühl durch Automatik nicht zu ersetzen

Sogenannte automatische Injektionsgeräte sind teuer, kompliziert und häufig schlecht zu reinigen. Im übrigen ist es viel besser, wenn der Diabetiker durch den eigenhändigen Einstich der Injektionsnadel den richtigen Ort für die Einspritzung „erfühlt", als daß er sich auf die automatische Injektion verläßt. Sicherlich bedarf es bei manchen Patienten einer gewissen Selbstüberwindung, die Injektion durchzuführen, aber erlernbar ist sie für jeden Diabetiker.

Wie spritzt man Insulin?

Doch nun zur eigentlichen Prozedur des Spritzens: Beim Aufziehen des Insulins aus dem Fläschchen wird dieselbe Menge Luft, wie sie der gewünschten Insulinmenge entspricht, mit der Spritze in die Stechampulle eingeblasen. Dann stellt man das Fläschchen auf den Kopf und braucht nur noch leicht am Spritzenstempel zu ziehen. Auf diese Weise läuft das Insulin unter Druck gleichsam von selbst in die Spritze. Wenn man – gerade bei größeren Insulinmengen – dieses Vorgehen unterläßt, muß man mit viel Gewalt das Insulin ansaugen und wird bei dem entstehenden Unterdruck doch feststellen, daß Luft in Form von kleinen Schaumperlen in die Spritze gelangt. Für die Mischung von Alt- und Depotinsulin wird folgender Kunstgriff empfohlen: Zunächst soll das Altinsulin aufgezogen werden. Dann wird vor Aufziehen des Depotinsulins eine zweite sterile Nadel für den Druckausgleich durch die Gummikappe des Depotinsulinfläschchens gestochen, und schließlich wird nun mit der Spritze, die bereits Altinsulin enthält, aus dem Depotinsulinfläschchen die gewünschte Menge in die Spritze aufgezogen. Durch den Druckausgleich gelangt kein Altinsulin in das Depotinsulinfläschchen; die richtige Mischung ist gewährleistet. Es empfiehlt sich, immer etwas mehr Insulin, als gespritzt werden soll, in die Spritze aufzuziehen, um dann bei senkrecht gehaltener Spritze die genaue Insulinmenge einzustellen und zu kontrollieren. Oft ist das Wegspritzen einer kleinen Insulinmenge auch deswegen günstig, weil sich selbst bei exaktem Vorgehen das Aufsaugen von Luft und die Bildung kleiner Schaumbläschen nicht vermeiden lassen. Die Bläschen können dann vor der Injektion weggespritzt werden. Der Patient kann das vollständige Entweichen der Luft aus der Spritze daran erkennen, daß aus der Nadelspitze reine Flüssigkeit rinnt.

Spritzen nach Plan

Wie wird nun das Insulin injiziert? Vor der Einspritzung soll die Haut mit 70%igem Alkohol (Spiritus dilutus) gereinigt werden. Auch wenn bei entsprechender Körperpflege diese Prozedur nicht unbedingt nötig ist, sollte man doch aus prinzipiellen Gründen daran festhalten. Dann wird mit der linken Hand (vom Rechtshänder) eine dicke Hautfalte an den bevorzugten Injektionsstellen am Oberschenkel oder an der Bauchhaut (Abb. 7) abgehoben und mit der rechten Hand die Insulinspritze geführt. Der Einstich erfolgt bei Verwendung von 11 bis 13 mm langen Nadeln senkrecht und von längeren Nadeln in einem Winkel von etwa 45 Grad zur Haut und darf weder zu flach noch zu tief sein. Dies kann man nur durch ständiges Üben mit dem Pflegepersonal, mit dem Arzt oder auch mit erfahrenen Diabetikern erlernen. Dann wird kurz „aspiriert", d. h. der Spritzenstempel angezogen, um zu erkennen, ob die Nadel unter Umständen in ein größeres Blutgefäß gelangt ist. Obwohl die Injektion auch auf diese Weise nicht gefährlich wäre (weil sich in diesem Hautbereich niemals große Blutgefäße befinden),

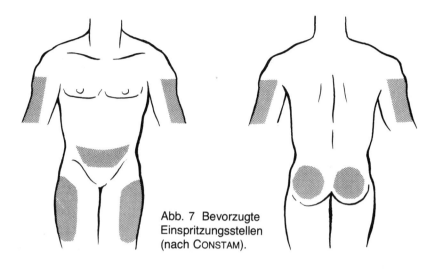

Abb. 7 Bevorzugte Einspritzungsstellen (nach CONSTAM).

soll man doch in einem solchen Fall, d.h. wenn man Blut in der Spritze saugt, die Nadel etwas nach vorn schieben oder zurückziehen und dann erst injizieren. Nach der Injektion komprimiert man die Injektionsstelle für eine kurze Zeit. Ein austretender kleiner Blutstropfen ist ohne jede Bedeutung und bedarf keiner besonderen Behandlung der Hautstelle. Entscheidend wichtig ist, daß der Injektionsort ständig nach Plan gewechselt wird (Abb. 8). Andernfalls kommt es zu einem Schwund des Fettgewebes oder zu schmerzhaften Verhärtungen. Die genannten Hautbezirke sind im allgemeinen durch Kleidung bedeckt, so daß kleinere Schwellungen, Rötungen oder auch der mitunter nicht zu vermeidende Fettgewebsschwund (s. u.) nicht sichtbar sind.

Vorübergehende Sehstörung

Mitunter werden nach einer raschen Besserung der Blut- und Harnzuckerwerte – wie es im übrigen gelegentlich auch bei erstmals mit Diät und Tabletten behandelten Diabetikern beobachtet wird – vom Patienten Störungen des Sehvermögens festgestellt. Der Patient „kann die Zeitung nicht mehr lesen", er ist weitsichtiger geworden. Diese Störungen hängen mit einem veränderten Quellungszustand der Augenlinse zusammen, der für die Besserung der Stoffwechselsituation typisch ist. Wichtig für Patient und Arzt ist zu wissen, daß diese Nebenwirkung

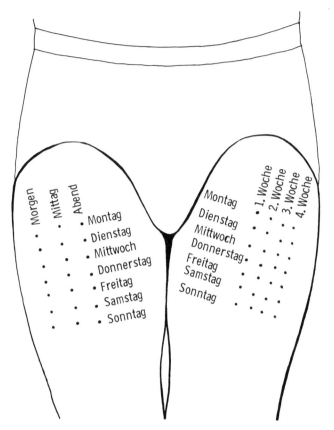

Abb. 8 Zwei Beispiele für das „Spritzen nach Plan" am Oberschenkel: Verteilung der Injektionsstellen bei einer Einspritzung pro Tag (Bein rechts im Bild) und bei mehreren Einspritzungen pro Tag (links) (nach CONSTAM).

völlig harmlos und vorübergehend ist und nichts mit Sehstörungen anderer Art, wie sie beim Diabetes gefürchtet werden (S. 74), zu tun hat. Sogenannte Insulinödeme, d. h. Schwellungen, insbesondere der Beine, treten nach Insulinbehandlung manchmal bei jungen Mädchen und Frauen auf. Über ihre Entstehung weiß man recht wenig. Mitunter kann eine Verringerung der Insulinmenge durch zusätzliche Tablettenbehandlung eine Besserung bringen.

Verwendung von hochgereinigten Insulinen

Allergien sind ebenso wie manche Formen der Insulinresistenz durch den Wechsel der Insulinart zu behandeln. Allgemein eingeführt sind jetzt hochgereinigte Insuline, nach deren Verabreichung nur noch recht selten eine Allergie gegenüber dem Insulin beobachtet wird. Alle großen Insulinhersteller der pharmazeutischen Industrie vertreiben heutzutage ihre Insuline in der Regel in dieser hochgereinigten Form. Diese neuen Präparate sind auch für Patienten von Bedeutung, die eine sogenannte ,,antikörperbedingte Insulinresistenz" entwickeln. Es gibt nämlich Diabetiker, bei denen die Insulinwirkung nachläßt, weil sie in ihrem Organismus Eiweißkörper bilden, die das Insulin in seiner Wirkung abschwächen bzw. neutralisieren. Die bereits erwähnte Änderung der Insulinart, mitunter aber auch eine notwendig werdende stationäre Behandlung mit intravenös verabreichten Injektionen großer Mengen von Altinsulin oder auch eine Behandlung mit Cortisonpräparaten, sind dann angezeigt.

Dem Fettgewebsschwund oder der Bildung von Fettgewebsgeschwülsten an den Injektionsstellen kann man nur durch vorbeugende Maßnahmen begegnen. Allerdings sind diese Erscheinungen seit der Verwendung von hochgereinigten Insulinen recht selten geworden. Nach wie vor aber dürfen die Patienten nicht, wie schon erwähnt, um der Bequemlichkeit willen stets an den gleichen Stellen das Insulin injizieren. Die Aussichten auf die Beseitigung einmal entstandener Bezirke mit Fettgewebsschwund sind leider sehr gering.

Unterzuckerung als häufigste Nebenwirkung

Die einzige ernsthafte Gefährdung der Patienten durch die Insulinbehandlung ist die Hypoglykämie, auf die wegen ihrer Bedeutung nicht nur an dieser Stelle, sondern auch in einem eigenen Kapitel eingegangen werden soll (S. 57). Durch ungenaues Aufziehen des Insulins kann zu viel Insulin gespritzt werden. Die überflüssige Insulinmenge bewirkt dann die Unterzuckerung. Hier richten die bereits erwähnten sogenannten Insulinspritzen (S. 48) mit ihren Irrtumsmöglichkeiten besonderen Schaden an. Weitere Fehlerquellen ergeben sich bei ungenügender Beachtung der Diät. Durch das Auslassen einer oder mehrerer Tagesmahlzeiten wird dem Körper nicht ausreichend Nahrung zugeführt, dadurch ist zu viel Insulin vorhanden, der Blutzucker sinkt entsprechend stark ab. Schließlich muß der Diabetiker noch wissen, daß ungewohnte körperliche Betätigung zur zusätzlichen Verbrennung von Traubenzucker in der Muskulatur führt. Wenn dies bei der Insulinmenge bzw. bei der Nahrungszufuhr nicht berücksichtigt wird, kann eine Hypoglykämie auftreten. Deswegen hat für den Diabetiker zu gelten, daß er niemals ohne zwingenden Grund die Insulinmenge ändern, niemals die vorgeschriebenen Mahlzeiten auslassen und Vorsicht bei außergewöhnlichen körperlichen Anstrengungen walten lassen soll.

Die Insulindosis anpassen

Der Diabetiker soll bei der Einstellung seines Stoffwechsels mithelfen, indem er aufgrund der Harnzuckerselbstkontrollen und der zu erwartenden oder geleisteten körperlichen Tätigkeit die Insulindosis anpaßt. Hierüber wird noch in einem eigenen Kapitel ausführlicher berichtet werden (S. 66). Sogenannte schwer einstellbare Insulinmangeldiabetiker sind häufig „überspritzt". Diese Patienten injizieren sich aufgrund von erhöhten Harnzuckerausscheidungen eine größere Insulinmenge, die zu einer Unterzuckerung, dann wieder zu einer Gegenregulation und damit zu einem erneuten Blutzuckeranstieg mit Harnzuckerausscheidung Anlaß gibt. Dieser „Teufelskreis" kann nur durchbrochen werden, wenn man sich zu einer Verminderung der Insulindosis entschließt.
Als wichtigster Grund für eine Änderung der Insulinmenge ist sicherlich die verstärkte körperliche Arbeit anzusehen. Probleme, die damit zusammenhängen, werden ausführlich auf S. 62 f abgehandelt. Der Diabetiker soll – zunächst nach Absprache mit dem Arzt, später aber selbständig – vor solchen zusätzlichen Belastungen etwas weniger Insulin (ca. 4–12 Einheiten weniger) spritzen. Außerdem wird es oft nötig sein, zusätzlich 1 oder 2 BE zu essen. So sollte ein Schwerarbeiter an Sonntagen mehr Insulin injizieren, weil seine Muskulatur in Ruhe weniger Zucker verbraucht. Ein Angestellter hingegen, der sonntags Sport treibt oder Bergtouren unternimmt, wird gerade umgekehrt verfahren müssen. Natürlich kann auch der Fall eintreten, daß ein insulinspritzender Diabetiker wegen Erbrechens oder hohen Fiebers seine vorgeschriebenen Mahlzeiten nicht einnehmen kann (S. 85 ff). Aus

Furcht vor einem hypoglykämischen Schock werden solche Patienten oft dazu verleitet, die lebensnotwendige Insulininjektion wegzulassen. Diese Unterlassung ist eine der häufigsten Ursachen des diabetischen Koma. In solchen Fällen empfiehlt es sich, mehr als die Hälfte der gewohnten Insulinmenge zu spritzen (vgl. S. 85) und sofort den behandelnden Arzt zu Rate zu ziehen. Der Diabetiker muß so weit geschult werden, daß er erkennt, wie sehr sein Körper zu jeder Tageszeit und unter jeder Bedingung Insulin – wenn auch in verschiedenen Mengen – benötigt.

Niemals gut eingestellt?

Eine Frage bewegt viele insulinspritzende Diabetiker: Ist es gefährlich, wenn man in eine Hypoglykämie gerät? Wie schon erwähnt, sollen solche Unterzuckerungen natürlich nicht gehäuft und nicht in schwerer Form auftreten. Andererseits gibt es aber praktisch keinen insulinspritzenden Diabetiker, der nicht einen oder mehrere dieser Zustände erlebt hat. Patienten, die niemals Hypoglykämien unter Insulinbehandlung gehabt haben, setzen sich dem Verdacht aus, daß sie immer schlecht eingestellt waren (s. o.). In diesem Fall wird das Fehlen gelegentlicher Unterzuckerungen durch eine ständige schlechte Stoffwechsellage mit hohen Blutzuckerwerten und womöglich mit Azeton im Urin erkauft. Deswegen gilt für das „Wundermittel Insulin", daß nicht nur genügend Insulin gespritzt wird, um ein Koma zu vermeiden, sondern so viel, wie der Körper ohne Diabetes brauchen würde. Das ist ein schwieriges Problem, um das sich Arzt und Patient ständig bemühen müssen. Der Lohn hierfür ist die Vermeidung oder Verminderung von Komplikationen, wie wir sie in einem späteren Kapitel kennenlernen werden (S. 72).

Wenn der Zucker trotzdem steigt

Die geschilderten Behandlungsmaßnahmen können in seltenen Fällen einen weiteren Blutzuckeranstieg, also eine Verschlechterung der diabetischen Stoffwechselsituation, nicht sofort verhindern. Wenn ein übergewichtiger Diabetiker unter einer verordneten Kost trotz erfolgreicher Gewichtsabnahme noch immer zu hohe Blut- und Harnzuckerwerte aufweist, wird ihm sein Arzt zusätzlich Tabletten verordnen. Vielleicht wird mit einer kleinen Dosis eines stärker wirksamen Sulfonamidpräparates, oder aber mit einer größeren Dosis eines schwächer wirkenden Sulfonamidabkömmlings begonnen. Wenn auch dies – immer unter der Voraussetzung, daß die Diät eingehalten wird – keinen Erfolg hat, wird der Arzt größere Mengen stärker blutzuckersenkender Sulfonamide verabreichen. Dann kann er in Ausnahmefällen – wenn sich noch immer kein ausreichender Erfolg abzeichnet – zu einer Kombination von Sulfonamiden und Biguaniden übergehen, und schließlich hat er noch die Möglichkeit, den Patienten auf Insulin umzustellen. Was geschieht aber, wenn auch jetzt noch keine ausreichende Blutzuckersenkung erreicht wird, ja wenn der Blutzucker weiter ansteigt? In einer solchen Situation ist wohl ein Krankenhausaufenthalt unvermeidbar, da nach den Ursachen dieser ständigen Stoffwechselverschlechterung gefahndet werden muß. Es gibt viele Gründe für eine sogenannte Insulinresistenz, d. h. für ein mangelndes Ansprechen auf körpereigenes oder injiziertes Insulin. Als weitaus häufigste Ursache hierfür ist die Fettsucht anzuführen. Auch spielen gelegentlich Infektionen oder selten die Erkrankung anderer Drüsen der inneren Sekretion eine Rolle (S. 4 ff). Bei insulinspritzenden Patienten kann es schließlich zu sog. „antikörperbedingten Insulinresistenzen" kommen, wie sie im vorigen Kapitel besprochen wurden. Durch bestimmte Maßnahmen gelingt es aber stets, die Ansprechbarkeit auf das Insulin wiederherzustellen, die Stoffwechselsituation zu beherrschen und – dieser Ausspruch ist hier am Platze – dem Patienten das Leben zu retten. Die wichtigsten Ursachen für eine Stoffwechselentgleisung sind in Tab. 3 zusammengefaßt.

Tabelle 3 Häufige Ursachen für eine Stoffwechselentgleisung, gültig sowohl für Unterzuckerungen (Hypoglykämie) als auch für Zustände mit hohem Blutzucker (Hyperglykämie). Angabe der Seiten dieses Buches, auf denen die jeweiligen Komplikationen besprochen werden.

Hypoglykämie		Hyperglykämie
S. 25 ff, 29, 54	Diätfehler	S. 25 ff, 29
S. 39, 53 ff, 59, 86	Fehler bei der Insulin- oder Tablettenzufuhr	S. 40, 54, 85
S. 54 ff, 61 ff	stark schwankende körperliche Aktivität	S. 54 ff, 61 ff
S. 86	Infekte oder andere Erkrankungen	S. 4 ff, 85
S. 24, 59	Änderungen des Körpergewichts	S. 4, 24
S. 87	Einwirkung anderer Medikamente	S. 87

NB. Die Stoffwechselschwankungen infolge psychischer Streßsituationen werden in ihrer Bedeutung zumeist überschätzt.

Nichts mehr zu machen?

Der ständig steigende Blutzucker ist also mehr ein Warnzeichen, etwas zu unternehmen und den Patienten auf Zweiterkrankungen und Komplikationen oder andere Besonderheiten zu untersuchen, als voller Sorge anzunehmen, hier wäre „nichts mehr zu machen". Getrost darf man an diese Stelle das Wort setzen, daß es letztlich keinen Diabetes gibt, der sich nicht doch einstellen und führen ließe. Daß es besonders instabile Diabetesfälle und auch chronisch insulinresistente Zuckerkranke gibt, ist unbestritten. An einem „zu hohen Blutzucker" stirbt aber bei rechtzeitiger Entdeckung und Bekämpfung dieser Stoffwechselentgleisung heutzutage niemand mehr!

Wenn der Zucker zu tief absinkt

Der Arzt soll den Diabetiker zwar mit wenig Fremdwörtern belasten, aber neben dem Wort „Diabetes" sollte der Patient auch den Begriff der Hypoglykämie, der Unterzuckerung, kennen. Erfahrene Diabetiker sprechen ja direkt von ihren „Hypos", wenn sie Reaktionen dieser Art nach Insulininjektion meinen. Die Bedeutung der Hypoglykämien wird teils überschätzt, teils unterschätzt. Ihre Ursachen werden in verschiedenen Kapiteln dieses Buches angesprochen und sind in Tab. 3 zusammenfassend dargestellt. Keinesfalls darf man bei insulinspritzenden Patienten von dem Standpunkt ausgehen, daß Unterzuckerreaktionen um jeden Preis vermieden und die Blutzuckerwerte entsprechend hoch gehalten werden müssen (S. 55). Das Gegenteil ist richtig. Der Preis für eine gute Diabeteseinstellung mit annähernd normalen Blut- und Harnzuckerwerten besteht bei insulinspritzenden Diabetikern häufig darin, daß sie gelegentlich leichte Unterzuckerreaktionen aufweisen. Allerdings sollen diese Reaktionen selten und – wie gesagt – leicht sein. Ständige schwere Hypoglykämien können vor allem im Kindesalter, aber auch bei alten Menschen, zu Schäden am Gehirn führen, die von schwerwiegenden Folgen begleitet sind. Einer Hypoglykämie vorzubeugen, ist also eine wichtige Aufgabe der guten Diabetesbehandlung, wie es auf S. 23 ausgeführt wurde.

Blutzucker unter 50 mg %[*]

Wenn der Blutzucker unter 50 mg% absinkt, spricht man von einer Hypoglykämie. Dabei müssen noch keine Beschwerden auftreten; sie werden in der Regel erst bei Werten unterhalb 40 mg% beobachtet. Die Erscheinungen bei einem hypoglykämischen Schock sind vielschichtig, sie laufen bei jedem Patienten etwas unterschiedlich und meist nach einem persönlichen Muster ab. Die Auswirkungen von hormonellen Gegenreaktionen, psychischen Veränderungen und nervlichen Ausfallserscheinungen entwickeln sich oft nebeneinander. Bei Unterzuckerungen leichteren Grades überwiegen die Zeichen der hormonellen Gegenreaktion. Das Nebennierenhormon Adrenalin ist in der Lage, den Reservezucker in der Leber (S. 11) zu mobilisieren und auf diese Weise den Blutzucker wieder zu erhöhen. Die Ausschüttung von Adrenalin und einer Reihe anderer Hormone während einer Hypoglykämie gewährleistet, daß der Körper im allgemeinen von

---

[*] Blutzuckerwerte in mmol/l s. Tab. A 1.

selbst – wenn auch erst nach einiger Zeit – aus einer Unterzuckerung „herausfindet". Besser ist natürlich die sofortige Zufuhr von Kohlenhydraten (s. weiter unten). Die hormonelle Gegenreaktion macht sich durch verschiedene Anzeichen bemerkbar, die jeder Diabetiker als warnende Vorboten einer Hypoglykämie kennen muß: Hungergefühl, blasse und feuchtkalte Haut, leichte Kopfschmerzen, Unruhe, Zittern und Herzklopfen leiten die Zustände ein. Lippen und Finger können zu kribbeln beginnen. Außerdem können Sehstörungen auftreten.

Verwechslung mit einem Betrunkenen

Bei stärker ausgeprägten Hypoglykämien stehen nervliche Ausfallserscheinungen und psychische Veränderungen im Vordergrund, wobei die selbstkritische Erkennung des eigenen Zustands fortschreitend abnimmt. Die Skala der Verhaltensstörungen reicht von Clownerie bis zu Aggressivität; oftmals werden solche Patienten von unwissenden Mitmenschen mit einem Betrunkenen verwechselt. Die herabgesetzte Hirntätigkeit äußert sich in Lässigkeit, mangelndem Antrieb und häufigem Gähnen sowie im Unvermögen, einfache Rechnungen durchzuführen oder kurze Zahlenreihen zu wiederholen.
Der schwere hypoglykämische Anfall kann bis zur Bewußtlosigkeit, teilweise mit Krampfanfällen, fortschreiten. Solche Hypoglykämien sind glücklicherweise selten, sie erfordern jedoch immer die sofortige Hinzuziehung eines Arztes.

Auch tablettenbehandelte Patienten können gefährdet sein

In dem Kapitel über die „Behandlung mit Tabletten" wurde bereits erwähnt, daß Unterzuckererscheinungen auch nach der Einnahme von Tabletten zur Beobachtung kommen. Hier hat etwas völlig anderes zu gelten als bei den Hypoglykämien insulinspritzender Patienten: Wenn tablettenbehandelte Diabetiker solche Erscheinungen wie Zittrigkeit, Kopfschmerz, Hungergefühl, Blässe, Bewußtseinstrübung oder sogar Bewußtlosigkeit aufweisen, muß dem behandelnden Arzt davon unter allen Umständen Mitteilung gemacht und die Tablettenbehandlung abgesetzt oder geändert werden. Eine Änderung bedeutet eine Verminderung der Tablettenmenge oder den Wechsel auf ein anderes

Präparat. An sich müßte es bei Diabetikern, die mit Tabletten behandelt werden, häufig im Laufe der Zeit zu solchen Erscheinungen kommen, wenn sie die verordnete Diät korrekt einhalten würden. Viele übergewichtige Patienten erhalten ja auch Tabletten verordnet, wenn sie nicht oder noch nicht ausreichend an Gewicht abgenommen haben. Wenn sie aber dann die Diät endlich doch befolgen und allmählich an Gewicht abnehmen, muß zwangsläufig der Zeitpunkt kommen, zu dem sie die Tablettenbehandlung nicht mehr benötigen. Denn Gewichtsabnahme bedeutet ja immer „verbesserte diabetische Stoffwechselsituation". Nicht selten passiert es übrigens dann, daß die beim Arzt bestimmten Blutzuckerwerte normal oder leicht erhöht sind, während sich gerade zu Hause Unterzuckerungserscheinungen häufen. Wenn der Patient den Arzt nicht davon unterrichtet, bleibt dieser Zustand unentdeckt. Dies gilt um so mehr, als aus den Ergebnissen der Untersuchung des Harns, der sowieso möglichst keinen Zucker enthalten soll, ein „Unterzucker" nicht abgelesen werden kann.

Kohlenhydrate zuführen!

Was tut man bei drohender schwerer Hypoglykämie? Die Antwort ist sehr einfach: Zucker nehmen! Es ist dabei gleichgültig, ob man gewöhnlichen Rohrzucker oder aber Traubenzucker (jeweils 1–2 Eßlöffel bzw. 2–3 Stücke) zu sich nimmt. Beide Zucker erfüllen ihren Zweck sofort. Wenn kein Zucker greifbar ist, kann, ja muß in einer akuten Situation versucht werden, den gleichen Erfolg durch ein Stück Obst, eine Semmel oder ein Glas Saft zu erzielen. Im übrigen soll man es sich zur Gewohnheit machen, nicht jede nahende Unterzuckersituation, sondern nur eine akute schwere Hypoglykämie sofort durch die Einnahme von Zucker zu bekämpfen. Der geschulte Diabetiker weiß längst, daß ein Stück Brot oder ein Apfel (insgesamt 1 bis 2 BE) bei leichterem Unterzucker das Gleiche leisten und in gewisser Weise sogar günstiger sind; sie führen nämlich zu einem nur mäßigen Anstieg des Blutzuckers, der ausreicht, den gewünschten Zweck zu erreichen.

Richtlinien für Angehörige

Was aber soll getan werden, wenn der medikamentös behandelte Patient so hypoglykämisch geworden ist, daß er das Bewußtsein verloren hat?

Für die Angehörigen des Diabetikers, die besonders über diesen Abschnitt des Buches informiert sein sollen, hat vor allem zu gelten: sofort den Arzt verständigen und nicht versuchen, dem bewußtlosen Patienten, der nicht schlucken kann, zuckerhaltige Getränke einzuflößen. Außerdem können sie zusätzlich Glukagon (1 mg) in das Fettgewebe oder in den Muskel injizieren, ein Hormon, das den Blutzucker erhöht (s. S. 6). Allerdings müssen nach Erwachen des Patienten dann sofort Kohlenhydrate zugeführt werden, um die Zuckervorräte des Körpers wieder zu ergänzen. Andernfalls wird sich nach einem kurzen beschwerdefreien Zeitraum die Hypoglykämie mit Sicherheit wiederholen. Eine intravenöse Zuckerinjektion wird wohl stets dem Arzt vorbehalten bleiben. Dieser wird den Patienten in der Regel damit rasch zum Aufwachen bringen oder, bei besonders tiefgreifender Bewußtseinsstörung und bei den langwierigeren Unterzuckerungen durch Sulfonamidtabletten, eine ein- bis mehrtägige klinische Behandlung mit Zuckerinfusionen veranlassen.

Trimm Dich für den Diabetes!

Trimm Dich! Diese Aufforderung hört man heute allenthalben. Jeder begreift darunter ein bißchen etwas anderes. Was soll und kann der Diabetiker darunter verstehen? Wie soll er sich körperlicher Aktivität gegenüber verhalten?

Eine wirkliche Leistung ist gemeint

Die Begriffe Muskelarbeit oder körperliche Betätigung bedürfen einer Erläuterung. In erster Linie ist in diesem Zusammenhang eine wirkliche Leistung gemeint, die von der Muskulatur erbracht wird. Auf Tätigkeiten wie Spazierengehen, Gartenarbeit, Gymnastik oder auch normale Hausfrauenarbeit trifft dies in aller Regel nicht zu, so wichtig sie sind, den Bewegungsapparat und den Blutkreislauf nicht „einrosten" zu lassen. Der Energieverbrauch bei dieser Art von Aktivität wird jedoch bei weitem überschätzt. Erst wenn man auch bei kühlerer Umgebungstemperatur ins Schwitzen gerät, leisten die Muskeln nachweislich Arbeit. Dies sollte man beim Lesen der folgenden Ausführungen nicht außeracht lassen.

Allen Diabeteskennern und auch allen insulinbedürftigen Diabetikern ist geläufig, daß durch zusätzliche körperliche Betätigung die Insulindosis verringert werden kann, ja verringert werden muß, wenn man Unterzuckerreaktionen vermeiden will (S. 54). Der Altmeister der Diabetologie Dr. JOSLIN betonte stets, daß Diät, Insulin und Muskelarbeit die drei entscheidenden Säulen der Diabetesbehandlung sind. Dieser Grundsatz ist trotz der blutzuckersenkenden Tabletten, die in ihrer Wirkung ebenfalls auf das noch vorhandene körpereigene Insulin angewiesen sind (S. 38), unverändert bedeutsam geblieben. Eines jedoch gleich vorweg: Muskelarbeit kann fehlendes Insulin nicht ersetzen.

Muskelarbeit senkt den Blutzucker

Vereinfachend kann man sagen, aktive Betätigung der Muskulatur wirkt wie zusätzlich gespritztes Insulin oder auch wie zusätzlich eingenommene blutzuckersenkende Tabletten. Während in Ruhe für die Einschleusung von Zucker aus der Blutbahn in den Muskel und den Aufbau von Muskelstärke – auf S. 11 haben wir über diesen Reservezucker im Muskel gesprochen – eine verhältnismäßig große Insulinmenge notwendig ist, genügen für die arbeitende Muskulatur schon recht geringe Insulinkonzentrationen, damit der Treibstoff Traubenzucker sozusagen als Nachschub in die aktiven Muskelzellen übertritt. Diesen Vorgang schätzt man erst richtig ein, wenn man weiß, daß die Muskulatur das größte Organ im menschlichen Körper ist. Ein 70 Kilogramm schwerer Mann besitzt eine Muskelmasse von etwas über 20 Kilogramm! Große Mengen von Zucker können daher innerhalb kurzer Zeit aus dem Blutkreislauf verschwinden, wenn viele Muskelgruppen gleichzeitig aktiv eingesetzt werden. Fehlt Insulin jedoch völlig, vermag auch körperliche Betätigung nicht mehr den Zucker zum Abströmen in die Muskulatur zu veranlassen und ein Koma zu verhindern.

Zwei wichtige Gesichtspunkte sind für den Diabetikeralltag zu beachten: 1. Regelmäßige Muskelarbeit ist ein sehr wirkungsvolles Behandlungsprinzip der Zuckerkrankheit, das obendrein vom Patienten selbst gesteuert werden kann. 2. Man darf nicht ohne Vorbereitung plötzlich mit Sport beginnen oder umgekehrt mit regelmäßiger körperlich anspruchsvoller Betätigung einfach aufhören. Starke Veränderungen des Blutzuckers nach unten im ersten Fall bzw. nach oben im zweiten Fall wären die Folgen. Hypoglykämie-gefährdet durch Muskelarbeit sind vor allem insulinspritzende Diabetiker und – etwas weniger ausgeprägt – Patienten, die auf blutzuckersenkende Tabletten vom Typ der Sulfonamide eingestellt sind. Mit Diät allein behandelte Zuckerkranke brauchen sich allerdings kaum Sorgen zu machen. Besonders günstig läßt sich körperliche Betätigung mit der Diabeteseinstellung abstimmen, wenn sie täglich im gleichen Ausmaß und zur gleichen Zeit ausgeübt wird.

„Lauf um Dein Leben"

Wenden wir uns nun sportlichen Aktivitäten im engeren Sinn zu. Fast ist es müßig, festzustellen, daß sportliches Training Durchblutungsstörungen vorbeugt und auch bei der Behandlung solcher Krankheiten – unter ärztlicher Anleitung – große medizinische Bedeutung besitzt. Geeignet sind vor allem Sportarten, die das Herz-Kreislauf-System sowie die Lungen in Anspruch nehmen. Geländelauf ist das Paradebeispiel dafür. „Lauf um Dein Leben", mit diesem Slogan sollen die bewegungsarmen durchblutungsgefährdeten Zivilisationsmenschen zum Mitmachen angeregt werden. Ebenfalls zu empfehlen sind Schwimmen, Fußball und andere Mannschaftsspiele, Skilaufen und Bergsteigen sowie Radfahren. Sportarten, die mit Partner betrieben werden, wie beispielsweise Boxen, Ringen, Tennis, Tischtennis oder Federball, erfüllen nur dann den hier beabsichtigten gesundheitlichen Zweck, wenn sie regelmäßig und mit genügender Intensität betrieben werden. Welche Leistung soll erbracht werden oder, besser gesagt, wie sehr soll man sich belasten? Nach einer alten Faustregel sollte die Zahl der Pulsschläge während eines Ausdauertrainings ca. „180 weniger dem Lebensalter in Jahren" betragen. Dies entspricht in etwa einer Anstrengung von 50% der maximalen körperlichen Leistungsfähigkeit. Man soll sich also nicht vollständig verausgaben. Außerdem empfiehlt es sich, langsam mit dem Training zu beginnen und dieses in kleinen Stufen zu steigern. Falsch wäre es, wollte man von einem Tag zum anderen die Versäumnisse von Jahren wiedergutmachen.

Hochleistungssport ungünstig

Für Diabetiker sind noch weitere Überlegungen beachtenswert. Insulinspritzende Patienten sollten keinen extremen Hochleistungssport betreiben, weil hierbei weder die Dauer noch die Stärke der Beanspruchung voraussehbar und damit die Gefahr einer schweren Unterzuckerung zu groß ist. Ausnahmen, wie zuckerkranke Wimbledonsieger im Tennisspielen, bestätigen nur die Regel. Außergewöhnliche Leistungsspitzen und totale Erschöpfungszustände sollte jedenfalls jeder Diabetiker vermeiden. Patienten mit Gefäßveränderungen dürfen nur nach Anweisung ihres Arztes sportlich aktiv sein.
Wie soll man den Stoffwechsel anpassen? Zwei Maßnahmen kommen in Frage: mehr Kohlenhydrate zuführen und weniger Insulin spritzen (S. 54)! Tabletten-behandelte Diabetiker können eventuell auch weniger Tabletten vom Typ der Sulfonamide einnehmen. Welcher Weg vorrangig beschritten werden soll, hängt maßgeblich vom Körpergewicht ab. Oft wird man beides zugleich tun müssen, also Erhöhung der Nahrungszufuhr und Verringerung der Medikamente. Übergewichtige Patienten, bei denen eine Gewichtsabnahme erwünscht ist, sollten bevorzugt versuchen, durch eine Verminderung der Insulin- oder Tablettendosis zum Ziel zu gelangen, während normalgewichtige Patienten vor allem den Ausgleich durch „Extra-BE" anstreben sollen. Das Vorgehen muß individuell abgestimmt und mit dem Arzt besprochen werden. Die nachfolgenden Angaben können dabei nur als Anhaltspunkt dienen.

Ausgleich durch Extra-BE

Pro Halbtag sportlicher Leistung dürfen vorher und währenddessen etwa 2 bis 4 Broteinheiten auf mehrere Mahlzeiten verteilt zusätzlich zur normalen Diät gegessen werden. Auf genaues Einhalten der vorgesehenen Essenszeiten ist unbedingt zu achten. Jugendliche und Kinder verausgaben sich in den Sportstunden in der Schule oder im Turnverein, beim Fußballspielen und Schwimmen erfahrungsgemäß besonders stark. Diese etwa 1 bis $1^{1}/_{2}$ stündige anstrengende Muskelarbeit sollte durch die vorherige Einnahme von 1 bis 2 „Extra-BE" ausgeglichen werden. Es empfiehlt sich, $^{1}/_{4}$ Liter Milch zu trinken oder ein Stück Obst zu essen, 1 Becher Joghurt und 2 Diabetikerkekse oder

50 g Brot oder 1 Brezel oder 1 Brötchen mit 10 g Butter zu verzehren (s. Anhang – Tab. A 5).

Verringerung der Insulindosis

Wie sieht es mit der Verringerung der Insulindosis aus? Wenn man noch keine einschlägigen Erfahrungen besitzt, sollte man anfänglich probeweise die Insulindosis vor der sportlichen Betätigung um 2 bis 4 E kürzen und sich allmählich dem tatsächlichen Bedarf annähern. Es gibt Diabetiker, die beispielsweise während ihres Skiurlaubs nur die Hälfte bis zwei Drittel ihrer sonst üblichen Insulindosis benötigen! Man kann daraus sofort ersehen, daß es unumgänglich notwendig ist, alle getroffenen Maßnahmen, Ausgleich durch Extra-BE und Verminderung der Insulin- oder Tablettendosis, anhand der Harnzuckerselbstkontrolle auf ihre Richtigkeit hin zu überprüfen. Auch im Urlaub. Wie man das macht, wird ausführlich auf S. 66 ff besprochen. Außerdem ist es ratsam, die sportliche Leistung nur langsam zu steigern. Allzu abruptes Umschalten auf sportliche Aktivität verhindert eine rechtzeitige Anpassung an die tatsächlichen Erfordernisse.

Diese Regeln treffen abgestuft natürlich auch auf alltägliche körperliche Betätigung zu. Beispielsweise werden schon viele Diabetiker festgestellt haben, daß die Stoffwechseleinstellung im Krankenhaus, die ja praktisch unter körperlichen Ruhebedingungen erfolgt, erst an die Verhältnisse im täglichen Leben angeglichen werden muß. Zuckerkranke Menschen, die an Wochenenden körperlich wesentlicher aktiver sind als unter der Woche (oder umgekehrt sich dann ausruhen), sollten am besten für jede dieser Möglichkeiten von vornherein unterschiedliche Diätpläne befolgen. Die Harnzuckerselbstkontrolle erweist sich auch bei diesen Gelegenheiten als unschätzbarer Ratgeber, wie man sich möglichst „stoffwechselgerecht" verhalten soll.

Gerüstet sein

Sporttreibende Diabetiker benötigen nicht nur eine gute Sportausrüstung, sie müssen auch für ihre Zuckerkrankheit gerüstet sein. Dazu gehört, daß man seinen Diabetikerausweis mitzuführen hat, einschließlich des Vermerks, in welcher Weise andere Menschen dem Diabetiker beim Auftreten einer Hypoglykämie helfen können. Im

Ausland soll man eine Übersetzung dieser Anweisung in die Landessprache bei sich haben (s. Anhang). Wie auf S. 59 näher erläutert wurde, erwecken hypoglykämische Diabetiker nur allzu leicht den Eindruck von Betrunkenen und bleiben ohne notwendige Hilfe. Zucker zur Beseitigung rasch einsetzender Unterzuckerungen sollte jeder sporttreibende Diabetiker griffbereit bei sich haben. Proviant in abgewogenen Portionen erleichtert die Berechnung der notwendigen Nahrung. Brot, Käse, Wurst, Eier, Äpfel, Orangen und Tomaten sind dazu gut geeignet. Die kleine Taschenapotheke soll Merfen (zum Desinfizieren von Hautwunden), Verbandspäckchen und eventuell Glukagon (s. S. 57: ,,Wenn der Zucker zu tief absinkt") enthalten. Bei ausgedehnteren sportlichen Exkursionen können ein Ersatzfläschchen Insulin sowie Einmalspritzen und Einmalnadeln sehr hilfreich sein.

Diabetiker ersparen sich manche Verlegenheit, wenn sie Sport nur in Begleitung von Kameraden ausüben, die über die Zuckerkrankheit und mögliche Unterzuckerungszustände aufgeklärt sind. Man sollte keinesfalls aus falscher Scham verheimlichen, daß man zuckerkrank ist.

Informiert sein und richtiges Verhalten wird von zuckerkranken Menschen in vielen Situationen gefordert. Dies sollte nicht als Fessel und Gängelei aufgefaßt werden. Vielmehr gibt das Verständnis um die Zusammenhänge die Freiheit zurück, das zu tun, was andere Menschen auch tun. Und nun trimmen Sie sich!

Harnzuckerselbstkontrolle

Genügt es denn nicht, in mehrwöchentlichen Abständen zum Arzt zu gehen und die Diabeteseinstellung überprüfen zu lassen? Warum soll der Patient selbst etwas tun und den Urin auf Zucker und Azeton untersuchen? Sollen die vom Patienten durchgeführten Kontrollen gar die ärztliche Überwachung ersetzen?

Selbstkontrolle – warum?

Diabetes ist eine chronische, d. h. lebenslange Stoffwechselkrankheit, von der wir wissen, daß eine beständig gute Stoffwechseleinstellung Wohlbefinden und Leistungsfähigkeit gewährleistet und der Entwicklung von Spätschäden vorbeugt oder sie zumindest abschwächt (s. S. 23). „Beständig gut" bedeutet möglichst täglich gute Einstellung! Aus vielerlei Gründen jedoch, z. B. weil die körperliche Aktivität wechselt oder ein Infekt auftritt, kann sich die Stoffwechselsituation oft kurzfristig verändern, gerade bei jungen Diabetikern, die ein langes Leben mit ihrer Krankheit vor sich haben. Die üblichen Arztkontrollen alle 4 bis 8 Wochen können dem Problem nicht genügend Rechnung tragen. Der Patient ist aber heutzutage in der Lage, mit einfachen Untersuchungen diese Lücke zu schließen. Seine Aufzeichnungen über die gewonnenen Ergebnisse von Harnuntersuchungen ergänzen die ärztlichen Maßnahmen sinnvoll und erleichtern die Entscheidungen des Arztes, die dieser in der Sprechstunde trifft. Darüber hinaus werden durch die Selbstkontrolle des Patienten schwerwiegende Stoffwechselentgleisungen rasch erkannt und so rechtzeitig behandelt, daß mancher sonst notwendige Krankenhausaufenthalt vermieden wird.

Geeignete Untersuchungsmethoden

Nach dem derzeitigen Stand der Testmethoden kommen für die Selbstüberwachung des zuckerkranken Patienten praktisch nur die Untersuchung der Zuckerausscheidung im Urin sowie die gelegentliche Testung des Harns auf Azeton in Frage. An sich könnte der Patient auch den Blutzucker mit Hilfe von Teststreifen bestimmen. Diese Messungen sind jedoch nur beschränkt aussagekräftig, da sich die Blutzuckerhöhe innerhalb von einer Stunde grundlegend ändern kann. Die Harnzuckerkontrolle dagegen erfaßt wesentlich längere Zeitabschnitte und ist mit einfacheren und billigeren Mitteln durchzuführen. Sie gründet sich auf die Tatsache, daß Zucker im Urin ausgeschieden wird, wenn der Blutzucker die Nierenschwelle (normalerweise bei 160 bis 180 mg% Blutzucker; s. S. 9) überschreitet. Je höher der Blutzucker ansteigt, desto mehr Zucker findet sich im Urin. Die verschiedenen Testmethoden sind im folgenden aufgeführt. Häufige Störmöglichkeiten sind auf S. 87 abgehandelt.

Testmethoden

I Methoden der Harnzuckerbestimmung
a) Teststreifen: Clinistix, Diastix, Glukotest, S-Glukotest, Diabur-Test
b) Clinitest-Tabletten

II Methoden der Azetonbestimmung im Urin
Acetest-Tablette, Ketostix, Ketur-Test, Keto-Merckognost

Die Harnzuckerbestimmung mit den Teststreifen ist einfach: nach kurzem Eintauchen in den Urin wird der Streifen mit einer mitgelieferten Farbskala verglichen, eine eventuelle Verfärbung zeigt an, ob kein, etwas (bis 0,5%) oder viel Zucker im Urin ausgeschieden wurde. Überdies steht mit Diabur-Test ein Teststreifen zur Verfügung, der gleichermaßen für die Abschätzung niedriger wie hoher Harnzuckerwerte geeignet ist. Im unverdünnten Urin sind Werte von 0,1% bis 2% direkt meßbar. Nach Verdünnen des Harns durch Mischen von 1 Teil Urin mit 3 Teilen Wasser können Werte bis 8% erfaßt werden. Die Verdünnung kann mit einem speziellen Besteck einfach und schnell durchgeführt werden. Beim Clinitestverfahren werden 5 Tropfen Urin mit einer Pipette in ein Reagenzglas (beides wird bei der Clinitest-Erstausstattung mitgeliefert) getropft und mit 10 Tropfen Wasser vermischt. Nach Zugabe der Clinitesttablette beginnt das Urin-Wasser-Gemisch selbständig aufzukochen. 15 Sekunden nach Ende dieses Prozesses kann aus der entstandenen Verfärbung der Zuckergehalt (bis zu 2%) abgelesen werden. Bei sehr hoher Zuckerausscheidung kann der Meßbereich auf 5% Harnzucker erweitert werden, indem man anstatt der üblichen 5 Tropfen Urin nur 2 Tropfen mit der gleichen Wassermenge versetzt („Zwei-Tropfen-Methode").

Drei-Stufen-Kontrollplan

Der folgende Plan ist als Vorschlag aufzufassen und muß im einzelnen mit dem behandelnden Arzt abgesprochen werden.
Stufe 1. Für diese Stufe kommen die Patienten in Betracht, die mit Diät allein oder zusätzlich mit Tabletten und – seltener – mit Insulin behandelt werden und dabei zumeist harnzuckerfrei eingestellt sind, also hauptsächlich die Diabetiker vom Erwachsenentyp (einschließlich der auf S. 1 charakterisierten „Zufallsdiabetiker"). Für die Harnzuckerselbstkontrolle bei dieser Patientengruppe eignen sich besonders die Teststreifenmethoden. Es genügen 2 bis 3 Stichproben pro Woche,

die 2 Stunden nach einer Hauptmahlzeit durchgeführt werden sollen. Wenn der Patient sich dabei stets als harnzuckerfrei erweist, ist – von den seltenen Ausnahmen einer extrem hohen Nierenschwelle für Zucker abgesehen – eine gute Diabeteseinstellung gewährleistet. Die Patienten sollen, wie alle Diabetiker, die den Harn selbst kontrollieren, über die Ergebnisse Buch führen und dem behandelnden Arzt vorlegen.
Stufe 2. Im allgemeinen handelt es sich hier um insulinspritzende Patienten, die trotz aller Bemühungen noch eine gewisse Harnzuckerausscheidung aufweisen. Solche Diabetiker sollen täglich zweimal den frisch produzierten Urin (eine halbe Stunde vor dem Frühstück und eine halbe Stunde vor dem Abendessen, meist also unmittelbar vor dem Insulinspritzen) auf seinen Zuckergehalt untersuchen. Der Ausdruck „frisch produzierter Urin" bezieht sich auf die Tatsache, daß der Urin oft stundenlang in der Harnblase verbleibt und dadurch bei der Harnzuckerkontrolle ein falsches Bild entstehen kann. Wird bei einer spontanen Urinprobe ein hoher Zuckergehalt gemessen, empfiehlt es sich, 10 Minuten, nachdem die Blase vollständig entleert wurde, eine erneute Urinprobe zu untersuchen. Die Harnproduktion kann durch das Trinken von Wasser angeregt werden. Als Untersuchungsmethoden kommen für Stufe 2 vor allem der Diabur-Test und das Clinitestverfahren in Betracht. In die Stufe 2 müssen auch bisher der Stufe 1 zugehörige insulinspritzende Diabetiker eingereiht werden, die nach dem Essen regelmäßig mehr als 0,5% Zucker im Urin ausscheiden. Umgekehrt ist bei Besserung der Stoffwechsellage auch ein Übergehen auf Stufe 1 möglich. In Stufe 2 sollte man auch bei guter Einstellung täglich zu den genannten Zeitpunkten den Harn kontrollieren, andernfalls ist die Gefahr groß, daß man nachlässig wird. Außerdem kann man mit der Testung vor dem Frühstück und dem Abendessen erkennen, ob das gespritzte Insulin bis zum Abend oder bis zum nächsten Morgen ausreichend wirkt.
Stufe 3. Diese Stufe erfordert recht aufwendige Untersuchungen. Ihr sollen nur – in der Regel vorübergehend – insulinbedürftige Diabetiker angehören, die sich in einer Phase extremer Stoffwechselschwankungen befinden. Der behandelnde Arzt muß dabei im Einzelfall entscheiden, ob und wann ein solcher Patient ins Krankenhaus aufgenommen werden soll oder wie oft er in die Sprechstunde kommen muß. In Ergänzung zu den Testvorschriften der Stufe 2 kommt jetzt zusätz-

lich die Untersuchung des Zucker- und Azetongehaltes im „4-Stunden-Sammelurin" mit Diabur-Test (nach vorhergehender Urinverdünnung) oder Clinitest (Zwei-Tropfen-Methode) in Betracht. Wenn dreimal hintereinander höhere Harnzuckerkonzentrationen als 2% festgestellt werden, soll der Urin zusätzlich auf Azeton getestet werden. Letztere Maßnahme gilt auch für Patienten der Stufe 2.
Es muß darauf hingewiesen werden, daß nicht nur die Ergebnisse der Harnkontrollen, sondern auch bestimmte Beschwerden, die auf eine ausgeprägte Stoffwechselentgleisung schließen lassen, bestimmend für das weitere Vorgehen sein können. Vergewissern Sie sich also nochmals über die Warnzeichen des diabetischen Komas (S. 19) und über die Anzeichen einer Unterzuckerung (S. 57).

Die Konsequenzen mit dem Arzt absprechen

Der Drei-Stufen-Kontrollplan ist als ein „dynamischer Plan" aufzufassen, der der jeweiligen Stoffwechselsituation anzupassen ist. Übergänge von einer Stufe zur anderen – und zwar nach beiden Richtungen – sind möglich und notwendig. Ob der Patient bei der Anpassung der Stoffwechseleinstellung aufgrund der von ihm ermittelten Harnzuckerergebnisse mitwirken soll, hängt von der Entscheidung des behandelnden Arztes ab. Eine Änderung der Tablettendosis sollte im allgemeinen einer ärztlichen Anordnung vorbehalten bleiben. Für tablettenbehandelte und insulinspritzende Patienten gilt gleichermaßen, daß sie angesichts ungünstiger Testergebnisse immer zuerst auszuschließen haben, ob Fehler, wie sie im Kapitel „Wenn der Zucker trotzdem steigt" (s. Tab. 3) zusammengestellt sind, dafür verantwortlich sind und beseitigt werden müssen. Insulinspritzende Patienten, denen der Arzt innerhalb gewisser Grenzen die Anpassung der Insulindosis an die jeweilige Stoffwechsellage übertragen hat, sollen über das Ausmaß einer solchen Änderung der Insulineinstellung natürlich von ihrem Arzt informiert worden sein. Außerdem empfiehlt es sich dringend, nicht aufgrund eines einzigen ungünstigen Testergebnisses sofort die Insulindosis zu ändern, außer, es würden zusätzlich bedrohliche Beschwerden (s. Kapitel. „Wann wird es gefährlich?") auftreten. Sonst gilt: Haben Sie Geduld! Warten Sie ab! Erst wenn Sie alles sorgsam bedacht haben, sollten Sie handeln. Die nachfolgenden Ausführungen können dafür als Anhaltspunkte dienen. Wenn Sie unsicher sind, sollten Sie bei

unvorhergesehenen Testresultaten – gleichgültig ob Sie nun gewohnt sind, die Insulindosis anzupassen oder nicht – Ihren Arzt benachrichtigen.
Wenn der Zuckergehalt im Urin insulinspritzender Diabetiker in Stufe 1 konstant 0,5% bzw. in der zweiten Stufe 2% überschreitet (womöglich mit Auftreten von Azeton), die Stoffwechsellage also gemessen an den Maßstäben für die jeweilige Gruppe dauerhaft schlecht ist, soll die nächste fällige Insulindosis um 2 bis 6 E erhöht werden. Ändert sich daraufhin innerhalb der nächsten 24 Stunden die Harnzuckerausscheidung nur unwesentlich, ist eine nochmalige Erhöhung der Insulinmenge in der gleichen Größenordnung notwendig. Falls der Patient bislang nur einmal täglich, d. h. morgens, Insulin spritzt, muß eventuell eine zusätzliche Insulininjektion vor dem Abendessen eingeführt werden.

„Zwischen 1 und 2 Spritzen"

Es gibt insulinspritzende Patienten, die sozusagen „zwischen einer und zwei Spritzen" stehen, d. h., die nur gelegentlich am Abend eine kleine zusätzliche Insulindosis benötigen. Mit solchen Patienten kann vereinbart werden, daß sie sich bei erheblicher Zuckerausscheidung vor dem Abendessen die zweite Insulindosis verabreichen oder bei negativen Tests darauf verzichten. Natürlich gilt dies sinngemäß auch für Diabetiker, die bereits zweimal täglich spritzen und die dann die Abenddosis entweder erhöhen oder erniedrigen. Mit diesen Maßnahmen kann auch wechselnden körperlichen Aktivitäten begegnet werden.
Schwieriger ist es, wenn die Stoffwechselsituation nicht andauernd schlecht, sondern nur zu bestimmten Tageszeiten ungenügend ist. Patienten, die mindestens zwei- bis dreimal hintereinander abends höhere Zuckermengen ausscheiden, müssen dann morgens mehr Insulin spritzen (2–6 E). Umgekehrt ist bei Diabetikern mit regelmäßiger starker Zuckerausscheidung am frühen Morgen die abendliche Insulindosis um die gleiche Zahl der Einheiten zu steigern. Dieses Vorgehen gilt abgestuft auf das jeweilige Ausmaß der Harnzuckerausscheidung sowohl für Patienten der Stufe 2 als auch für die besonders schwierig einzustellenden Patienten der Stufe 3. In sinngemäßer Anwendung dieser Richtlinien wird natürlich die Insulindosis in etwa der gleichen

Größenordnung gesenkt, wenn ohne erkennbare Gründe (zu geringe Nahrungsmenge, Injektionsfehler, stärkere körperliche Belastung, s. auch Tabelle 3, S. 57) wiederholt Hypoglykämien auftreten.

Bei Hypoglykämien nicht zu Fehlentscheidungen verleiten lassen

Wenn im Anschluß an eine Hypoglykämie gegenregulatorische Hyperglykämien auftreten, werden die Patienten nicht selten zu Fehlentscheidungen im Hinblick auf die Insulindosis verleitet. So darf bei einem schlechten morgendlichen Testresultat die Abenddosis keinesfalls gesteigert werden, wenn eine nächtliche Hypoglykämie bestanden hatte. In Erwartung stärkerer körperlicher Tätigkeit soll die Insulindosis vorbeugend verringert werden. Wie schon auf S. 54 erwähnt, soll der im Büro tätige Angestellte, der zum Wochenende Sport treibt oder in die Berge geht, weniger Insulin injizieren, während der körperlich schaffende Schwerarbeiter, der sich am Wochenende ausruhen will, mehr Insulin zu spritzen hat. Weitere Einzelheiten über die Anpassung der Diabeteseinstellung bei körperlicher Aktivität sind auf S. 61 f nachzulesen. Die oftmals schwierige Sondersituation bei anderen Erkrankungen, z. B. bei einem stark fieberhaften Infekt, wird eingehend auf S. 85 f abgehandelt.

Gefäßschäden bestimmen das Schicksal

Man muß offen darüber reden: Gefäßkrankheiten bestimmen heute in weiten Kreisen unserer Bevölkerung die Lebenserwartung. Nicht nur beim Diabetiker. Tatsache aber ist, daß zuckerkranke Menschen noch häufiger, als es dem Durchschnitt entspricht, Gefäßstörungen entwickeln. Die chronische Stoffwechselkrankheit bereitet den Boden dazu. Man hat dies – wie wir auf S. 15 f ausführten – auch mit dem Schlagwort „das zweite Gesicht der Zuckerkrankheit" belegt. Ziel der folgenden Ausführungen soll es nicht sein, Ängste zu erzeugen, sondern vielmehr Wege aufzuzeigen, wie man sich möglichst vor Gefäßkomplikationen schützt oder zumindest durch eine Früherkennung die zum Teil sehr wirksamen Behandlungsmöglichkeiten voll ausschöpft.

Makro- und Mikroangiopathie

Zwei große Gruppen von Gefäßkrankheiten – von Angiopathien, wie man in der Fachsprache sagt – sind voneinander zu unterscheiden: die Makroangiopathie (von makros = groß), die sich an den großen und mittleren Arterien abspielt und die Diabetiker wie Nichtdiabetiker befallen kann, und die Mikroangiopathie (von mikros = klein), die nur bei Diabetikern die kleinsten Gefäße, die Kapillaren, befällt.
Die Makroangiopathie entspricht dem Bild der Arteriosklerose, die praktisch jeder Mensch im Alter erlebt. Allerdings erkranken Diabetiker öfter, früher und stärker, Frauen genauso wie Männer. Die Art des Diabetes spielt dabei keine Rolle. Gerade die Patienten mit dem oft so verharmlosend bezeichneten „leichten Zucker" erweisen sich in der Praxis als besonders anfällig. Sind die Herzkranzgefäße betroffen, droht ein Herzinfarkt. Die Beschwerden, die einem solchen Ereignis in der Regel vorangehen, wie Enge- oder Druckgefühl oder Brennen hinter dem Brustbein, ausgelöst durch körperliche Belastung, z. B. durch Treppensteigen, äußern sich bei Diabetikern oftmals nur gering ausgeprägt. Im Gehirn können die Störungen an den Gefäßen zu einem Schlaganfall führen. Schließlich können die größeren und mittleren Blutgefäße der Beine eingeengt oder sogar verschlossen sein. Die dadurch gestörte Blutzirkulation mag in Ruhe noch ausreichend sein, unter Belastung aber treten oft typische Beschwerden auf in Form von Schmerzen in der Wade oder auch im Oberschenkel. Der Betreffende muß stehen bleiben, „sich die Gegend ansehen oder die Schaufenster betrachten". Nicht selten ist jedoch bei Zuckerkranken gleichzeitig die Schmerzempfindung in den Beinen gestört, so daß die drohende Gefahr nicht sofort bemerkt wird. Mit Fortschreiten der Erkrankung können die Zehen oder der Fuß brandig werden; eine Gangrän entwickelt sich, wie der Arzt sich ausdrückt.

Risikofaktoren ausschalten

In der Medizin ist heute eine ganze Reihe von Risikofaktoren bekannt, die der Makroangiopathie Vorschub leisten. Dazu zählen Zigarettenrauchen, Fettsucht, hoher Blutdruck, erhöhte Blutfettwerte und die Zuckerkrankheit. Also nicht *nur* die Zuckerkrankheit! Daher ist es auch verständlich, daß nicht allein Diabetiker an Gefäßstörungen erkranken. Die Kombination von mehreren Risikofaktoren vervielfacht die Gefahr, daß die Blutgefäße sich arteriosklerotisch verändern. Das haben großangelegte Untersuchungsreihen bewiesen. Darüber hinaus scheinen Rauchen und hoher Blutdruck auch die diabetische Mikroangiopathie, vor allem am Augenhintergrund (s. u.), ungünstig zu beeinflussen.

Es lohnt sich daher, und dies gilt ganz besonders für Diabetiker, jeden einzelnen Risikofaktor anzugehen und auszuschalten. Daß man das Rauchen einstellen oder an Gewicht abnehmen kann, braucht nicht diskutiert werden, selbst wenn es in der täglichen Praxis oft die größten Schwierigkeiten bereitet. Auch einen Bluthochdruck kann man meist gut und dauerhaft behandeln, ebenso die erhöhten Blutfette. Über die gute Diabeteskontrolle und ihren Nutzen haben wir ja in diesem Buch schon zur Genüge gesprochen. Alle aufgeführten Risikofaktoren sind also wirksam zu bekämpfen. Gibt das nicht ein bißchen Zuversicht?

Erkennung mit dem Augenspiegel

Bei der Mikroangiopathie können besonders zwei Organe in Mitleidenschaft gezogen werden: Auge und Niere. Die diabetische Netzhauterkrankung, auch Retinopathie genannt, kann vom Arzt in einem recht frühen Stadium erkannt werden, da die Gefäße des Augenhintergrundes einer direkten Untersuchung mit dem Augenspiegel zugänglich sind. Wie der Augenhintergrund normalerweise aussieht, zeigt Abb. 9. Bei der diabetischen Retinopathie sieht man zunächst an den Kapillaren der Netzhaut kleine Aussackungen, die sogenannten Mikroaneurysmen. Später können noch fettartige Ablagerungen sowie kleinste Blutungen in der Netzhaut hinzukommen. Patienten mit diesen Veränderungen leiden glücklicherweise nur selten unter Sehstörungen.

Zu einem kleinen Prozentsatz verläuft die Retinopathie wesentlich schwerwiegender: Es bilden sich neue Blutgefäßchen, die Blut in das Augeninnere austreten lassen. Bei solchen Zuckerkranken ist das Augenlicht gefährdet. „Retinopathie ist also nicht gleich Retinopathie".

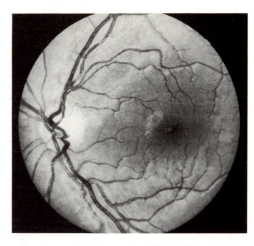

Abb. 9 Fotographie eines normalen Augenhintergrundes. Die helle Scheibe links ist der Sehnerv, die dunkle Zone rechts die Stelle des schärfsten Sehens („Makula"). Die Blutgefäße überziehen den Augenhintergrund wie Straßen auf einer Landkarte.

Entzündungen der Nieren erfolgreich zu behandeln

Ebenfalls ernst zu nehmen sind die Folgen der diabetischen Nierenerkrankung, meist eine Kombination von Mikro- und Makroangiopathie sowie von chronischen Nierenentzündungen. Die Entzündungen können erfolgreich mit sogenannten Antibiotika und ähnlich wirkenden Substanzen, also mit Bakterien-abtötenden Medikamenten, behandelt werden. Eiweißverlust, Ansammlung von Gewebswasser und erhöhter Blutdruck kennzeichnen häufig die diabetische Nierenerkrankung, die in ein chronisches Nierenversagen einmünden kann. Es bleibt festzuhalten, daß eine dauerhaft gute Stoffwechseleinstellung des Diabetes allen aufgeführten Gefäßerkrankungen vorbeugt, sie zumindest verzögert und abschwächt. Selbstverständlich ist es dabei auch von Bedeutung, ob zusätzliche Risikofaktoren über längere Zeit bestanden haben. Ferner muß man wissen, daß besonders die Mikroangiopathie meist erst nach einer Reihe von Diabetesjahren, also nach 10 bis 15 Jahren, auftritt. Niemand darf sich daher in falscher Sicherheit wiegen, wenn eine wenig zufriedenstellende Diabeteskontrolle einige Zeit „gut" gegangen ist.

Vorbeugen ist wichtiger als Heilen

Man soll nach einer Art Vorsorgeplan (s. Anhang: Merkblatt „Vorsorgeprogramm für diabetesbedingte Gefäßkomplikationen und Folgekrankheiten") verfahren, da die Frühdiagnose von Risikofaktoren ebenso wie von bereits bestehenden Gefäßveränderungen die besten Behandlungsergebnisse gewährleistet. Vorsorgeuntersuchungen werden heute schon auf vielen medizinischen Gebieten durchgeführt, zum Teil sogar vom Gesetzgeber garantiert. Manche Patienten müssen dabei erst eine psychologische Schranke überwinden, sie leben nach der Devise: „Solange keine Spätschäden ausdrücklich festgestellt worden sind, werden schon keine vorhanden sein". Das ist ein Irrtum. Wertvolle Zeit für die Behandlung kann verstreichen! Jährlich sollten – falls keine komplizierenden Umstände zu öfteren Kontrollen zwingen – die Blutfette Cholesterin und Triglyzeride gemessen, der Augenhintergrund gespiegelt und die Zusammensetzung des Harns (Harnstatus) sowie Harnstoff bzw. Kreatinin im Blut (als Maß für die Nierenleistung) überprüft werden. Nach 10 Diabetesjahren sollte man beim Augenspiegeln auf einen halbjährlichen Rhythmus übergehen. Ebenso sind häufigere Kontrollen bei beginnender Retinopathie angebracht. Der Harnstatus ist nicht zu verwechseln mit den Harnzuckerkontrollen; der Harnstatus zeigt an, ob z. B. eine Harnwegsentzündung vorliegt oder ob Eiweiß durch die Nieren ausgeschieden wird.
Alle 2 Jahre sollte – vor allem bei über 35 Jahre alten Patienten – ein „Gefäßstatus" erhoben werden, einschließlich EKG, Abhören der Brustorgane und Blutdruckmessung, Aufsuchen der Pulse an den Beinen und am Hals, sowie eine grob orientierende Untersuchung des Nervensystems erfolgen. Darüber hinaus sind zur Erkennung der gefährlichen und bei Diabetikern bevorzugt auftretenden Hochdruckkrankheit häufigere Blutdruckmessungen erforderlich.

Behandlung mit Lichtstrahlen

Es braucht hier nicht auf die Behandlung der verschiedenen Gefäßstörungen im einzelnen eingegangen werden, die in Händen Ihres Arztes liegt und die sich im allgemeinen nur unwesentlich von der des Nichtdiabetikers unterscheidet. Wichtige Ausnahme ist die diabetische Netzhauterkrankung, die Retinopathie. Man muß wissen, daß es bis heute leider keine Medikamente gibt, welche die Retinopathie eindeutig und wirksam eindämmen können. Aber es steht seit einigen Jahren die sogenannte Lichtkoagulation als erfolgversprechende Maßnahme zur Verfügung. Es wird dabei versucht, mit Lichtstrahlen – zum Teil auch mit Laserstrahlen – veränderte Kapillaren am Augenhintergrund zu veröden und damit Blutungen vorzubeugen. Es besteht kein Zweifel mehr, daß dieser den Patienten wenig belastende Eingriff gute Erfolgsaussichten eröffnet. Die Durchführung ist einfach. Sie erfolgt in lokaler Betäubung und kann in der Regel ambulant vorgenommen werden. Eine Nachbehandlung mit Salben ist für etwa 14 Tage erforderlich. Wichtig ist die regelmäßige weitere Überwachung des Netzhautbefunds, so daß bei Bedarf die Behandlung fortgesetzt werden kann. Wenn der Augenarzt Ihnen zu einer Lichtkoagulation rät, sollten Sie nicht zögern. Auf Sehstörungen, die auf andere diabetesbedingte Ursachen zurückzuführen sind, kommen wir noch auf S. 84 zu sprechen. Im gleichen Kapitel (s. u.) finden sich auch Hinweise, was bei der Fußpflege alles beachtet werden muß, gerade im Hinblick auf das Vorliegen von Durchblutungsstörungen an den Beinen.

Kehren wir nochmals zum Ausgangspunkt zurück. Gefäßschäden bestimmen das Schicksal. In verstärktem Ausmaß trifft dieser Satz für zuckerkranke Menschen zu. Diabetiker haben aber auch die Chance, daß Gefäßkomplikationen frühzeitig erkannt werden, da sie unter regelmäßiger ärztlicher Überwachung stehen. Die Lebenserwartung eines Diabetikers unterscheidet sich heute nur mehr unwesentlich von der der Durchschnittsbevölkerung.

Sonstige Komplikationen und Begleitkrankheiten

„Sonstige" klingt nach zweitrangig, wenig bedeutungsvoll. Dies ist aber im vorliegenden Fall durchaus nicht zutreffend. Eine Reihe von wichtigen Anmerkungen für den Diabetikeralltag und für manche Sondersituationen verbirgt sich hinter der Überschrift „Sonstige Komplikationen und Begleiterkrankungen".

Gefährdete Füße

Wissen Sie z. B., wie Diabetiker ihre Füße richtig behandeln? Zum besseren Verständnis dafür muß zuvor noch auf die diabetische Nervenerkrankung eingegangen werden (vgl. S. 81). Zuckerkranke Menschen klagen häufiger über Mißempfindungen an den Beinen; besonders nachts unter der warmen Bettdecke werden sie von einem tauben oder pelzigen Gefühl oder auch von Schmerzen belästigt. Weniger bekannt ist, daß dabei gleichzeitig das Gefühl für Schmerz- und Temperatursinn sowie für Druckempfindlichkeit herabgesetzt sein kann. Dies hat zur Folge, daß Verletzungen am Fuß oft wochenlang nicht ernst genommen werden. „Es tut doch nicht weh, also kann es auch nicht schlimm sein", so denken leider viele Patienten. Geradezu verhängnisvoll wirkt sich das aus, wenn die Durchblutung eingeschränkt ist. Auf diese Weise ist schon oft eine Gangrän, ein Fußbrand, entstanden. Es heißt daher, Vorsicht walten zu lassen. Dies fängt bei den Schuhen an; sie sollen gut sitzen, auf keinen Fall jedoch zu eng sein, dafür aber den Fuß gut unterstützen. Die Zehen sollen genügend Spielraum haben. Abgetragene Schuhe müssen ausgesondert werden, neues Schuhwerk soll nur langsam eingelaufen werden, wobei besonders auf etwa auftretende Druckstellen geachtet werden muß. Schuhe, die Fersen und Zehen nicht bedecken, wie beispielsweise Sandalen, sind für Patienten mit diabetischen Fußschäden nicht geeignet.

Richtlinien zur Fußpflege

Die Fußnägel sollen nur soweit gekürzt werden, daß sie mit den Zehenspitzen abschließen. Außerdem sollte man sie gerade abschneiden, damit die Zehen nicht versehentlich verletzt werden. Das Feilen ist dem Schneiden vorzuziehen. Eingewachsene Zehennägel sind behandlungsbedürftig und müssen eventuell von Fachkräften entfernt werden. Ebenso müssen Hühneraugen und Hornhautschwielen von ausgebildeten Fußpflegern, besser noch von Ärzten, behandelt bzw. abgetragen werden. Pilzinfektionen der Haut und Nägel erfordern eine wirkungsvolle Therapie. Druckpunkte an den Füßen müssen mechanisch entlastet werden, beispielsweise durch Einlagen. Wer Hammerzehen oder ein Überbein hat, muß darauf besonders achten. Vor allem aber: Wer einen Fußpfleger oder Arzt aufsucht, darf nicht verschweigen, daß er zuckerkrank ist.

Die Füße in heißem Wasser zu baden, ist verboten. Die Wassertemperatur sollte nur handwarm sein. Die Seife ist sorgfältig abzuspülen, anschließend müssen die Füße gut abgetrocknet werden, vor allem zwischen den Zehen. Auf keinen Fall darf der Diabetiker selbst mit Scheren, Messern oder Nadeln Hühneraugen und Hornhautschwielen behandeln. Ebenso leichtsinnig ist es, die Zehennägel selbst zu kürzen, wenn das Augenlicht schwach geworden ist. Starke Chemikalien dürfen am Fuß des Diabetikers nicht angewandt werden. Für schwitzende Füße reicht ein gewöhnlicher Hautpuder aus, trockene und rissige Haut sollte mit Lanolinsalben behandelt werden. Auch der Reiz von Heftpflaster, das Tragen enger Socken oder Barfußlaufen können einen für Fußschäden anfälligen Diabetiker in ernste Schwierigkeiten bringen. Extreme Hitze oder Kälte sollte man meiden; bei kalten Füßen sind warme Socken besser geeignet als heiße Wärmflaschen oder Heizkissen. Vor Sonnenbrand sind die Füße zu schützen. Eine tägliche Inspektion der Füße muß dringend empfohlen werden. Bei verminderter Sehkraft sollte man einen Angehörigen um Hilfe bitten. Wenn eine verdächtige Veränderung am Fuß auftritt, muß der Diabetiker sofort den Arzt aufsuchen.

Auch Gefäße können trainiert werden

Diabetiker, die an Durchblutungsstörungen leiden, sollten durch entsprechende Übungen den Blutkreislauf in den Beinen trainieren. Solche Patienten kann man oft schon aufgrund ihrer typischen Beschwerden erkennen: Sie müssen beim Spaziergang alle 300 oder 400 Meter stehenbleiben und betrachten dann – bis der Schmerz schwindet – ein Schaufenster („Schaufensterkrankheit"). Nicht durchgeführt werden dürfen die im folgenden beschriebenen Übungen, wenn bereits eine Gangrän oder schon in Ruhe durchblutungsbedingte Schmerzen in der Wade oder im Oberschenkel bestehen. Sofort unterbrochen werden müssen sie, falls Schmerzen dabei auftreten. Das Gefäßtraining nach BÜRGER und die Rollübungen nach RATSCHOW sind die bekanntesten Methoden. Nach Bürger werden die Beine im Bett mit Hilfe eines Bretts im Winkel von 45 Grad hochgelagert. Anschließend werden für 2 bis 5 Minuten die Zehen rhythmisch bewegt oder die Füße kreisförmig im Sprunggelenk gerollt. Dann läßt der Patient die Beine für 5 Minuten herabhängen und hierauf für

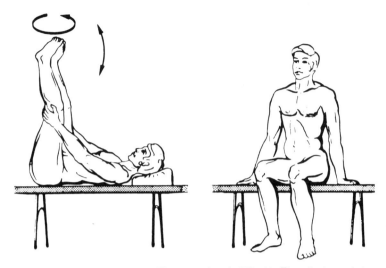

Abb. 10 Ratschowsche Rollübungen (nach Wieck). Einzelheiten siehe Text.

weitere 5 Minuten in horizontaler Lage ausruhen. Diese Übungen sollen bis zu fünfmal hintereinander mehrmals täglich wiederholt werden.

Bei den RATSCHOWschen Rollübungen (Abb. 10) hebt der Gefäßkranke – ebenfalls im Bett liegend – die Beine senkrecht hoch und hält die Oberschenkel mit den Händen fest. Dann werden die Füße gerollt, und zwar mit einer Geschwindigkeit von einer Umdrehung pro Sekunde für 2 Minuten. Anschließend läßt der Patient die Beine 2 Minuten herabhängen und beginnt dann von neuem. Dieses Training soll ebenfalls mehrmals am Tag etwa 20 Minuten lang durchgeführt werden. Anschließendes Umhergehen verbessert die Effektivität.

Aber auch Gehübungen allein können bei Patienten mit einer „Schaufensterkrankheit" sehr wirksam sein. Zunächst wird die schmerzfreie Wegstrecke unter Standardbedingungen, d.h. ein Doppelschritt pro Sekunde, ausgemessen. Zum Training werden dann zwei Drittel dieser Strecke unter den gleichen Bedingungen und mehrmals hintereinander sowie einige Male täglich zurückgelegt. Oft läßt sich schon nach 8tägigem Training eine deutliche Verlängerung der schmerzfreien Wegstrecke feststellen; die Trainingsstrecke muß dann dementsprechend angepaßt werden. Alle diese Übungen müssen fortlaufend durchgeführt werden, weil sich sonst der Trainingseffekt rasch wieder verliert.

Die diabetische Nervenerkrankung hat viele Gesichter

Die diabetische Nervenerkrankung oder Neuropathie befällt gelegentlich auch die Eingeweide. Der Magen kann unbeweglich werden, die Speisen werden nur verlangsamt transportiert. Die Diagnose wird meist zufällig gestellt; es können aber auch Beschwerden, beispielsweise Erbrechen, auftreten. Manchmal kann diese Störung sogar für einen labilen Diabetes mitverantwortlich sein, wenn die Speisen zu lange im Magen verweilen und nur verzögert durch den Darm aufgenommen werden. Durchfälle können sich im Gefolge der sehr seltenen Neuropathie des Darms entwickeln. Erst wenn der Arzt die üblichen Ursachen für das Krankheitssymptom „Durchfälle" ausgeschlossen hat – wie z. B. eine Darminfektion – darf man die Diagnose „diabetesbedingte Durchfälle" ernsthaft erwägen. Interessanterweise lassen sich diese Darmstörungen mit Antibiotika (Tetracyclin) oft sehr gut behandeln, obwohl ihnen ursprünglich keine Infektion zugrunde liegt. Auch der Harnwegs- und Geschlechtstrakt kann auf verschiedene Weise neuropathisch verändert sein. Am wichtigsten ist wohl die diabetische Blasenlähmung. Das hervorstechendste Merkmal ist dabei die anfängliche Beschwerdearmut, ehe sich das vollständige Krankheitsbild ausgeprägt hat. Die Abstände zwischen dem Wasserlassen vergrößern sich, der Harnfluß wird schwächer, es kommt zum Harnträufeln und zu dem Gefühl einer unvollständigen Blasenentleerung. Schließlich kann eine Harnsperre eintreten. Natürlich müssen andere Krankheitsursachen für diese Erscheinungen ausgeschlossen werden. Solche Patienten kommen meist gut zurecht, wenn sie die Anweisung befolgen, vierstündlich Urin zu lassen – sozusagen nach der Uhr – und durch Druck mit der Hand von außen die Blase vollständig entleeren. Manchmal kann die Neuropathie auch vorübergehende Lähmungen, z. B. der Gesichtsnerven, besonders der Augenmuskelnerven, sowie am Fuß den sogenannten Fallfuß, verursachen. Diese Störungen bilden sich meist innerhalb kurzer Zeit spontan wieder zurück. Insgesamt, das sei wiederholt, sind alle Neuropathieformen, mit Ausnahme der Mißempfindungen und dem fehlenden Schmerzgefühl an den Beinen (S. 78), recht selten.

Häufig dagegen treten Störungen der Sexualfunktion bei zuckerkranken Männern auf. Fast jeder zweite Diabetiker erlebt im Verlauf seiner Krankheit derartige Schwierigkeiten. Meist wird aus falsch verstandenem Schamgefühl der Arzt nicht zu Rate gezogen, und der Betreffende quält sich mit Komplexen und Partnerproblemen. Dabei können diese Erscheinungen oft erfolgversprechend behandelt werden. Die gute Diabeteskontrolle bildet auch hier eine unabdingbare Voraussetzung; mitunter müssen Geschlechtshormone verabreicht werden.

Gallensteine rechtzeitig operieren?

Übergewichtige Diabetiker neigen, wie alle übergewichtigen Menschen, vermehrt zur Entwicklung von Gallensteinen. Allerdings bringt die akute Gallensteinkolik bei Zuckerkranken häufig ernstere Probleme mit sich als bei Nichtdiabetikern; so ist beispielsweise die Komplikationsrate der Notfalloperationen wegen solcher Krankheiten viermal so hoch wie gewöhnlich. Andererseits ist ein operativer Eingriff an der Gallenblase bei Zuckerkranken annähernd mit dem gleichen geringen Risiko behaftet wie bei nichtdiabetischen Patienten, wenn sie gut vorbereitet sind und der Stoffwechsel befriedigend eingestellt ist. Es ist daher vorgeschlagen worden, Diabetiker mit einer schwerwiegenden Erkrankung der Gallenblase vorsorglich am Termin der Wahl zu operieren, noch ehe es zu akuten Komplikationen gekommen ist.

Mastfettleber verschwindet durch Gewichtsabnahme

Oft hört man Meinungen wie „Meine Leber ist durch den Diabetes angegriffen worden". Das stimmt nur sehr bedingt, beispielsweise bei Patienten mit einer vorübergehenden Leberverfettung infolge ungenügender Stoffwechselführung. Meist verhält sich die Sache umgekehrt. Fettleber und Zuckerkrankheit sind Ausdruck der gleichen Ursache: des Übergewichts des Patienten. Deshalb leiden so viele Erwachsenendiabetiker an einer Fettleber. Hinter der früher so gebräuchlichen, schicksalhaft klingenden Bezeichnung „diabetische Fettleber" verbirgt sich nichts anderes als eine Mastfettleber. Die Gegenprobe zeigt die Richtigkeit dieser Feststellung: Magert ein überge-

wichtiger Diabetiker zum Normalgewicht ab, verschwindet auch die Fettleber. Daß übermäßiger Alkoholgenuß zur Leberverfettung führt, sei nachdrücklich miterwähnt.
Wie steht es aber mit der Schrumpfleber des Diabetikers und der chronischen Leberentzündung? Man weiß heute mit ziemlicher Sicherheit, daß diese Krankheiten nicht als Folge der Zuckerstoffwechselstörung aufzufassen sind, sondern umgekehrt, sie begünstigen den Ausbruch eines erblich vorgegebenen Diabetes im Sinne eines Manifestationsfaktors, wie bereits auf S. 5 besprochen wurde.
Schließlich muß noch darauf eingegangen werden, daß zumindest früher Diabetiker häufiger an einer akuten Leberentzündung mit Gelbsucht erkrankten, die besonders mit Blut und blutverunreinigten Instrumenten übertragen wird. Die Erreger (Viren) sind sehr widerstandsfähig und werden auch beim Abkochen der Instrumente nicht abgetötet. Die Situation hat sich allerdings geändert, seit bei den für Zuckerkranke notwendigen Kontrolluntersuchungen fast nur noch Einmallanzetten und Wegwerfnadeln verwendet werden. Aus diesen Überlegungen heraus sollten Diabetiker übrigens auch ihr Spritzbesteck nicht an andere Patienten ausleihen.

Anfällig für Hautinfektionen und Juckreiz

Auch die Haut, in welcher der Diabetiker steckt, kann Probleme bereiten. Meist handelt es sich um Infektionen wie Furunkulose oder Pilzkrankheiten, deren Entwicklung durch eine schlechte Stoffwechseleinstellung mit Austrocknung der Haut gefördert wird. Es kann aber auch aufgrund der gleichen Ursache zu einem quälenden Juckreiz kommen, bei Frauen vor allem an der Scheide. An dieser Erscheinung leiden fast 50 Prozent aller Frauen bei der Entdeckung ihres Diabetes. Bei der Behandlung muß neben guter Diabeteskontrolle und den vom Arzt zu verordnenden Heilmaßnahmen eine fast übertriebene Sauberkeit im Vordergrund stehen.
Eine seltene Hautveränderung bei Diabetikern ist die sogenannte Necrobiosis lipoidica. Sie ist weder ansteckend noch besonders gefährlich. Meist im Bereich der Schienbeine, aber auch an anderen Körperstellen, verdickt sich zunächst ein Hautbezirk fleischfarben und etwas höckrig. Im weiteren Verlauf wird die Hautstelle dünn und gelblich durchscheinend, umgeben von einem roten Rand kleinster Blutge-

fäßchen. Man sollte solche Bezirke vor Verletzungen schützen, weil Wunden in diesem Bereich nur sehr zögernd abheilen.

Noch ein Wort zu den Infektionen ganz allgemein: Bei guter Diabeteseinstellung sind zuckerkranke Menschen nicht infektionsanfälliger als andere.

Gestörte Sehkraft

Vorweg, es geht jetzt nicht um diabetische Augenhintergrundsveränderungen. Aber hat sich nicht schon einmal Ihr Blick vorübergehend getrübt? Bedingt durch eine Stoffwechselentgleisung können Verschiebungen im Wasser- und Salzgehalt der Augenlinse auftreten, bei erhöhten Blutzuckerwerten kann man kurzsichtiger werden. Nach erfolgter Einregulierung des Diabetes geht diese Erscheinung langsam zurück, die Patienten werden nicht selten anschließend weitsichtig (S. 51). Keinesfalls sollte man sich jetzt eine neue Brille verordnen lassen! Sie würde schon nach kurzer Zeit nicht mehr passen. Zu einer vorübergehenden Weitsichtigkeit kann es auch bei Unterzuckerung kommen. Außerdem können Sehstörungen bei Hypoglykämie dadurch verursacht werden, daß das Sehen als Leistung des Gehirns vom Nachschub mit Zucker abhängig ist, der während einer Unterzuckerung nur spärlich fließt. Über all diesen Ausführungen darf man natürlich nicht übersehen, daß Diabetiker, wie jedermann, auch andere Augenkrankheiten entwickeln können. Das sollte ein Grund mehr sein, die im Vorsorgeplan (s. S. 76 sowie Anhang) vorgeschlagenen augenärztlichen Kontrollen regelmäßig wahrzunehmen.

Warum haben wir die Komplikationen und Begleitkrankheiten des Diabetes mellitus so ausführlich und mit dieser Deutlichkeit dargestellt? Ganz abgesehen von dem Recht des Patienten, auch über unangenehme Dinge informiert zu werden, glauben wir, daß Sie die Anweisungen Ihres Arztes nur dann überzeugt und mit besonderer Aufmerksamkeit befolgen können, wenn Sie um die geschilderten Zusammenhänge wissen.

Der kranke Diabetiker

„Bedingt gesund", so bezeichnet man gemeinhin den Zustand, in dem Diabetiker leben. Was aber ist mit dem Diabetes, wenn Diabetiker, wie alle Menschen irgendwann einmal, eine andere Krankheit bekommen? Wie sollen sie sich z. B. mit dem Insulinspritzen verhalten, wenn sie infolge einer Halsentzündung oder einer Magen-Darm-Verstimmung nur wenig essen können? Haben die verordneten Medikamente einen Einfluß auf den Diabetes oder auf die Harnzuckerkontrollen? Was ist zu beachten, wenn man ins Krankenhaus muß? Auf solche Fragen soll dieses Kapitel Antwort geben.

Insulin niemals weglassen

In jedem Fall ist es verkehrt, die Insulinspritze oder die blutzuckersenkenden Tabletten in der Annahme wegzulassen, man brauche diese Medikamente nicht, da man ja fast nichts esse. Auch der hungernde Organismus benötigt eine gewisse Menge an Insulin, sonst entsteht ein diabetisches Koma (S. 18). Ebenso ist es nicht ratsam, die gleiche Insulin- oder Tablettendosis wie bisher zu sich zu nehmen, ohne vorher den Stoffwechsel zu überprüfen. Die Dosis kann zu groß (Fall 1), zu gering (Fall 2) oder sogar richtig (Fall 3) sein. Jetzt zeigt es sich, ob der zuckerkranke Patient gelernt hat, die richtigen Folgerungen aus den häuslichen Harnzuckerselbstkontrollen zu ziehen.

Fall 1 – Nachspritzen bei starker Harnzuckerausscheidung

Fall 1. Der Patient leidet unter Übelkeit und Erbrechen, womöglich zusammen mit Durchfällen, oder an einer Halsentzündung oder allgemeiner ausgedrückt, an einem fieberhaften Infekt. Die Urinproben für Zucker und Azeton fallen stark positiv aus. In dieser Situation muß die gleiche Insulindosis gespritzt bzw. die gleiche Tablettenmenge eingenommen werden wie an anderen Tagen auch, obwohl man nur wenig Nahrung zuführen kann. Anschließend müssen die Harnuntersuchungen auf Zucker und Azeton jedesmal durchgeführt werden, wenn der Patient Wasser läßt. Der Arzt ist unbedingt zu verständigen. Nur wer keinen Arzt oder kein Krankenhaus zu erreichen vermag, darf bzw. *muß* selbständig handeln, wenn nach 3 Stunden noch keine Besserung der Ergebnisse bei den Urintestungen eingetreten ist. Es werden jetzt 4 bis 6 E Altinsulin, also schnell wirksames Insulin, nachgespritzt. Das ist auch für Patienten gültig, die normalerweise mit Diät und blutzuckersenkenden Tabletten eingestellt sind, falls sofort eine Möglichkeit zur Insulininjektion besteht. Hat sich nach weiteren 2 Stunden nichts an den Befunden geändert, spritzt man nochmals die gleiche Insulinmenge. Danach wartet man 3 Stunden und injiziert, falls auch dann keine Besserung eingetreten ist, weitere 8 bis 12 E Altinsulin. Gegebenenfalls wird diese Maßnahme nach weiteren 3 Stunden wiederholt. Sofern nur die geringste Neigung zu günstigeren Harnbefunden erkennbar ist, darf kein Altinsulin mehr gegeben werden. In jedem Fall ist es vorteilhaft, kleine Mengen Wasser oder Tee zu trinken und, wenn es der Magen erlaubt, Haferschleim oder Haferbrei zu essen. Auch wenn damit die akute Notfallsituation behoben ist, darf man nicht vergessen, die üblichen Insulinmengen zu spritzen. Ähnlich verhält es sich mit der Tabletteneinnahme. Solche Regeln können natürlich nur Anhaltspunkte liefern; die ärztliche Hilfe können und wollen sie keinesfalls ersetzen. Versuchen Sie daher rechtzeitig, ärztliche Hilfe zu erhalten. Bedenken Sie auch, daß Übelkeit und Erbrechen ein diabetisches Koma ankündigen können. Vergewissern Sie sich also nochmals über die einschlägigen Erscheinungen dieser schweren Komplikation im Kapitel: „Wann wird es gefährlich" (S. 19).

Fall 2 und 3 – Kein oder wenig Zucker im Urin

Fall 2. Der Patient leidet an ähnlichen Krankheitserscheinungen wie in Fall 1: Aber, und das ist der entscheidende Unterschied, im Urin ist kein Zucker nachweisbar. Daher darf die Insulin- oder Tablettendosis auf drei Viertel bis zwei Drittel der sonst üblichen Menge verringert werden. Die Nahrung, vor allem die Kohlenhydrate, sollte in kleinen Mengen als Tee mit Zwieback oder als Haferschleim eingenommen werden. Stellt sich trotzdem eine Unterzuckerung ein, darf Tee mit Traubenzucker getrunken werden. Auch in diesem Fall muß die Zuckerausscheidung im Urin häufig kontrolliert werden, damit man sieht, ob man die Medikamentendosis nicht zu weit herabgesetzt hat und deshalb zum nächsten fälligen Zeitpunkt die Menge ein wenig erhöhen muß.

Fall 3. Die Situation ist Fall 2 sehr ähnlich. Allerdings besteht eine geringfügige, duldbare Harnzuckerausscheidung. Man ändert daher die gewöhnliche Insulin- oder Tablettendosis nicht. Ansonsten verfährt man wie in Fall 2.

Welche anderen Medikamente beeinflussen den Blutzucker?

Wenn zusätzlich zur Diabetesbehandlung weitere Medikamente eingenommen werden müssen, lohnt es sich, zu überlegen, ob damit nicht die Blutzuckerwerte auf irgendeine Weise beeinträchtigt werden. Daß vor allem Cortison und seine Abkömmlinge, aber auch harntreibende Mittel sowie die Antibabypille den Zuckerstoffwechsel belasten, wurde bereits auf S. 8 erwähnt. Die Diabeteseinstellung ist deshalb an die veränderten Gegebenheiten anzupassen. Ähnliches kann unter Umständen auch für Patienten gelten, die mit einem Nikotinsäurepräparat oder mit Indometacin, einem Mittel gegen rheumatische Gelenkschmerzen, behandelt werden müssen. Die örtliche Anwendung von Cortison, z. B. als Salbe, beeinflußt – wie schon früher erwähnt – die Güte der Stoffwechselkontrolle nicht. Dagegen können so harmlos erscheinende Medikamente wie Stärkungs- und Kräftigungsmittel oder Hustensäfte reinen Zucker enthalten, der natürlich auch in dieser Form für den Diabetiker nicht zuträglich ist.
Einige Medikamente steigern die Wirkung der blutzuckersenkenden Tabletten vom Typ der Sulfonylharnstoffe, indem sie deren Ausscheidung durch die Niere verzögern oder im übrigen Körper mit diesen in eine Wechselbeziehung treten. Auf diese Weise können Hypoglykämien (s. Kapitel: „Wenn der Zucker zu tief absinkt", S. 57) entstehen. Zu dieser Gruppe von Medikamenten zählen „blutverdünnende" Substanzen wie Marcumar, ferner Butazolidin (verwendet bei rheumatischen Erscheinungen), Sulfonamide, Salizylate (in vielen Schmerz- und Fiebertabletten enthalten) sowie Pyrazolone (ebenfalls oft in fiebersenkenden Tabletten zu finden).

Verfälschte Harnzuckerergebnisse

Alle Bestimmungsmethoden für Zucker im Urin können durch Medikamente gestört werden. Askorbinsäure (Vitamin C), Salizylate, Pyrazolone, Barbitursäure (in Schlafmitteln enthalten) Tetrazykline, Penizilline (gehören beide zur Gruppe der Antibiotika), INH und PAS (diese beiden Substanzen werden zur Tuberkulosebehandlung eingesetzt) verfälschen die mit Clinitest gewonnenen Ergebnisse, d. h. es werden höhere Zuckerkonzentrationen im Urin vorgetäuscht. Die Teststreifen und Teststäbchen können ein falsch negatives Resultat anzeigen, wenn der Askorbinsäuregehalt im Urin sehr hoch ist. Es gibt also eine Reihe von Medikamenten, die das Diabetikerleben auf diese Weise erschweren können.

Wenn man ins Krankenhaus muß

Was aber soll alles beachtet werden, wenn ein Diabetiker ins Krankenhaus muß? Meist geht es dabei nicht ohne Aufregungen ab. Man ist gar nicht vorbereitet auf alles, was einen bei der Einlieferung erwartet. Man vergißt, dem Arzt im Krankenhaus Dinge mitzuteilen, die dieser eigentlich erfahren sollte. Der Diabetikerausweis mit den regelmäßig eingetragenen ärztlichen Befunden sowie die Aufzeichnungen über die eigene Harnzuckerselbstkontrolle sind deswegen unbedingt mitzubringen. Es empfiehlt sich, auch am Morgen der Krankenhausaufnahme die übliche Menge Insulin zu spritzen oder die übliche Zahl Tabletten einzunehmen und zu frühstücken, es sei denn, es wäre mit den Ärzten im Krankenhaus ausdrücklich etwas anderes vereinbart worden.
Zu einigen Fragen, die mit Sicherheit im Krankenhaus gestellt werden, sollte man sich bereits zu Hause Notizen machen. Dazu gehören: Wie lange besteht die Zuckerkrankheit? Wie wurde sie bisher behandelt? Diät? Insulin- oder Tablettendosis? Andere Medikamente? Wofür? Frühere Krankenhausaufenthalte? Weshalb? Liegen darüber eventuell Arztberichte vor? Grund für die jetzige Krankenhauseinweisung? Seit wann bestehen die jetzigen Beschwerden? Wie wurden sie bisher behandelt? Ferner sind alle Hinweise wichtig, die Rückschlüsse auf womöglich bereits vorhandene Diabeteskomplikationen ziehen lassen, also z. B. das Ergebnis der letzten augenärztlichen Untersuchung oder des EKGs. Wie hoch ist der Blutdruck? Präzise Angaben zu diesen Fragen können das Anlaufen der richtigen Behandlung wesentlich beschleunigen und sogar den Krankenhausaufenthalt verkürzen.

Gut eingestellter Diabetes kein Hindernis für Operation

„Ob ich denn als Diabetiker überhaupt operiert werden kann?" haben sich schon manche Patienten gefragt. Keine Angst, gut vorbereitete Diabetiker können genauso operiert werden wie Nichtdiabetiker in der gleichen Situation! Allerdings sollten die Ärzte Erfahrung haben im Umgang mit Problemen der Stoffwechselführung. In der Regel sollte ein Internist die Diabetesüberwachung übernehmen. Diese Voraussetzungen sind vor allem in größeren Krankenhäusern gegeben.

Das diabetische Kind

Kindlicher Diabetes: Häufigkeit, Beginn, Verlauf

Es gibt ungefähr eine Million diabetische Kinder in der Welt. Diese Zahl ist im Vergleich zu den Erwachsenendiabetikern gering. Die Angaben über die Häufigkeit schwanken sehr. Dennoch darf man damit rechnen, daß in der Bundesrepublik Deutschland zwischen 6000 und 8000 kindliche und jugendliche Diabetiker leben. Man weiß, daß die Zuckerkrankheit in jedem Alter auftreten kann. Im Säuglingsalter ist sie allerdings äußerst selten. Die Häufigkeit nimmt dann zu und erreicht um das 7. und besonders um das 12. Lebensjahr deutliche Gipfel. Dabei bestehen keine Unterschiede, ob es sich um die Diabeteshäufigkeit von Knaben oder Mädchen handelt.

Meist typischer Insulinmangeldiabetes

Kinder und Jugendliche haben zumeist den typischen Insulinmangeldiabetes mit einer Bereitschaft zu starken Schwankungen der Blutzuckerwerte und einer hochgradigen Insulinempfindlichkeit. Es soll jedoch noch ein anderer Diabetestyp erwähnt werden, der leider auch bei Kindern an Bedeutung gewinnt: Es handelt sich um das übergewichtige Kind, das durch die Unvernunft seiner Eltern und durch den eigenen Appetit allmählich so dick geworden ist, daß die Bauchspeicheldrüse die erforderliche Arbeit – Verwertung der im Übermaß zugeführten Nahrungsmittel – nicht mehr zu leisten vermag. Hier liegt sozusagen ein „Erwachsenendiabetes" im Kindesalter vor; denn wenn ein solches Kind an Gewicht abnimmt, wird es in der Regel – ebenso wie viele ältere Zuckerkranke – keinen nachweisbaren Diabetes mehr haben. Das bedeutet natürlich nicht, daß das Kind nicht gefährdet ist, in Zukunft wieder einen Diabetes mit erhöhten Blut- und Harnzuckerwerten zu bekommen. Im Gegenteil: Die familiäre Belastung und die eigene Bereitschaft, diabetisch zu werden, wurden ja durch die extreme Beanspruchung des Körpers (infolge erheblicher Gewichtszunahme) und durch die nachfolgende Blutzuckererhöhung und Harnzuckerausscheidung erkannt und sollten als Warnzeichen für die Zukunft gelten. Fast immer benötigen solche Kinder kein Insulin und verlieren durch eine Gewichtsabnahme alle Beschwerden.

Ersteinstellung und Schulung in der Klinik

Zumeist beginnt der kindliche Diabetes jedoch bei normalgewichtigen Kindern mit einer enormen Gewichtsabnahme, mit Mattigkeit, Abgeschlagenheit und Durst sowie mit verstärktem Wasserlassen. Der Arzt stellt die Diagnose anhand der erhöhten Blutzuckerwerte und wird das Kind sofort in die Klinik einweisen. Dort wird es auf Insulin eingestellt und lernt mit der Diät umzugehen. Die gleichzeitige Schulung der Eltern ist in dieser Phase entscheidend wichtig. Häufig kann man nach der stets erfolgreichen Insulinbehandlung die Insulinmenge allmählich verringern. Man spricht von einer „Remission" (S. 14), wenn der Insulinbedarf immer geringer wird und schließlich womöglich überhaupt kein Insulin mehr gespritzt werden müßte. Eine völlige Aufgabe der Insulininjektionen sollte aber vermieden werden. Der Grund hierfür ist darin zu suchen, daß die Remission zeitlich begrenzt ist und dann doch wieder Insulin gespritzt werden muß.
Für Eltern und Kind würde durch das völlige Weglassen der Insulininjektion eine „Heilung" oder zumindest ein ständiger Wegfall der Insulininjektionen vorgespiegelt werden. Es ist also bereits aus diesem Grund besser, mit minimalen Insulindosen (2–4 Einheiten täglich) die Behandlung fortzusetzen. Außerdem weiß man, daß eine Unterbrechung der Insulinbehandlung auch deswegen nicht günstig ist, weil sich bei der später wieder einsetzenden Insulintherapie häufiger Insulin-

antikörper bilden können als bei einer fortlaufenden Behandlung mit Insulin. Diese beiden Gründe sollten Veranlassung geben, die Insulinbehandlung in der Remission nicht zu unterbrechen, so verlockend es auch zu sein scheint. Es kommt, wie gesagt, sowieso bald wieder zu einem ausgeprägteren Insulinmangel, der durch einen allmählichen Anstieg des Insulinbedarfs, also durch die Notwendigkeit höherer Insulindosen, gekennzeichnet ist.

Kritische Phase während der Pubertät

Eine weitere unangenehme Phase – die schwierigste überhaupt – wird bei den kindlichen und jugendlichen Diabetikern während der Pubertät, also während der Entwicklungs- und Reifungszeit beobachtet. Wahrscheinlich bewirkt das in der Hirnanhangsdrüse (S. 6) vermehrt gebildete Wachstumshormon eine besondere Instabilität mit großen Blutzuckerschwankungen. Danach stabilisiert sich dann erfreulicherweise wieder die Stoffwechselsituation bei den meisten Patienten. Als Grundregel darf gelten, daß diese Stabilisierung um so ausgeprägter ist, je mehr Mühe und Sorgfalt auf einen Ausgleich der Blutzuckerwerte in der labilen Phase verwendet wurden.

Ein erster Hinweis, der an eine Zuckerkrankheit beim Kind denken lassen soll, ist, wie erwähnt, ein starker Durst, dem man aber oft auch bei gesunden Kindern begegnet. Der „diabetische" Durst jedoch geht stets mit einer bis dahin nicht vorhandenen enormen Harnflut einher, wobei große Mengen von zumeist wasserklarem Urin ausgeschieden werden. Manche Kinder nässen dann wieder ein, obwohl sie schon längst keine Windeln mehr benötigten. Kennzeichnend sind außerdem die Gewichtsabnahme und die mangelnde Konzentrationsfähigkeit der Kinder. Unmittelbare Gefahr ist im Verzug, wenn die Kinder erbrechen, Bauchschmerzen haben und nach Azeton riechen (obstartiger Geruch der Ausatmungsluft). Das können Vorboten des diabetischen Koma sein (S. 18).

Zwei Aufgaben stehen bei der Behandlung des kindlichen Diabetes im Vordergrund: Einmal geht es darum, die lebensbedrohliche Stoffwechselentgleisung, d. h. also das diabetische Koma, zu vermeiden, und zum anderen muß die Einstellung des Diabetes so beschaffen sein, daß das Kind später als Erwachsener ein langes und beschwerdefreies Leben führen kann. Danach hat sich die Behandlung auszurichten.

Berechnung der Kost unumgänglich

Das neben dem Insulinspritzen wichtigste Problem für die diabetischen Kinder und für ihre Eltern ist die Notwendigkeit der geregelten Nahrungszufuhr, also der Diät (Anhang, Tab. A 4 u. 5). Ohne Verordnung und Einhaltung einer Diät, d. h. ohne eine Berechnung der Kost, ist eine gute Diabeteseinstellung nicht möglich. Der Versuch, sich allein nach dem Appetit des Kindes zu richten und damit die Nahrungszufuhr zu regulieren, muß zwangsläufig scheitern. Bereits das Beispiel der fettsüchtigen diabetischen Kinder zeigte, wie die Regelung der Nahrungszufuhr aufgrund des Appetits der Kinder versagt; denn sonst gäbe es nicht so viele fettsüchtige diabetische (und nichtdiabetische!) Patienten dieser Altersklasse.

Die Eltern diabetischer Kinder können oft schwer begreifen, warum trotz exakter Einhaltung der Diät und trotz des Versuchs, mit Hilfe mehrfacher Insulinspritzen das Fehlen des körpereigenen Insulins auszugleichen, immer wieder starke Stoffwechselschwankungen auftreten. Man muß aber daran erinnern, daß zu viele Punkte beim Ausgleich der Blutzuckerwerte von Bedeutung sind, als daß in jedem Falle eine sehr gute Einstellung erzielbar wäre. Neben der Nahrungs- und Insulinzufuhr spielt – besonders im Kindesalter – die körperliche Bewegung eine entscheidende Rolle. Auch psychische Streßsituationen, z. B. Aufregungen vor Schularbeiten, können den Blutzucker – allerdings nur vorübergehend – erhöhen.

Freie Kost ist entschieden abzulehnen

Eine freie Kost, also der Verzicht auf jegliche Diät, muß entschieden abgelehnt werden, auch wenn das Diätregime bei einzelnen zuckerkranken Kindern nicht den Erfolg zu bringen scheint, den man sich gewünscht hätte. Ohne Diät aber würde die Stoffwechselsituation natürlich noch weiter verschlechtert werden, weil man dann diese Möglichkeit, den Schwankungen der Blutzuckerwerte wenigstens zum Teil zu begegnen, verschenkt hätte. Besonders wenn kindliche oder jugendliche Diabetiker nur einmal am Tag Insulin injizieren und dabei essen und trinken dürfen, was sie wollen, ist es unmöglich, daß das zugeführte Insulin die entstehenden Blutzuckerspitzen ausgleicht. Wohl sollte man nicht von der vorgeschriebenen Insulinmenge zu stark abweichen, sondern sich bemühen, den in der Klinik ermittelten Insulinbedarf annähernd beizubehalten; aufgrund der Ergebnisse der Harnzuckerselbstkontrolle (S. 66) und unter Berücksichtigung der körperlichen Tätigkeit sind aber kleine Änderungen im Insulinbedarf nicht nur möglich, sondern sogar wünschenswert. Wie schon auf S. 64 erwähnt, trägt man der stärkeren körperlichen Tätigkeit – besonders wenn sie unvermutet aufgetreten ist – zusätzlich dadurch Rechnung, daß man an einem solchen Tag mehrere Broteinheiten zulegt. Von Fall zu Fall wird es sich zeigen, welches Vorgehen für das Kind günstiger ist und wie man diese Maßnahmen kombinieren soll.

Späteres Umdenken nicht zu erwarten

Unter „freier Kost" kann man jedenfalls einen Diabetes nicht exakt einstellen. Im Hinblick auf eventuelle Spätkomplikationen ist dies von besonderer Bedeutung (S. 15, 23, 74). Außerdem ist zu erwarten, daß mit der freien Kost eine undisziplinierte Lebensweise des diabetischen Kindes eingeleitet wird. Man kann von diabetischen Kindern und ihren Eltern, denen die Diät als bedeutungslos hingestellt wird, gar nicht erwarten, daß sie später irgendwelche Diätratschläge beherzigen. Niemand kann im Ernst annehmen, daß diabetische Kinder, die 10 Jahre ihres Lebens keine Diät gehalten haben und darin noch bestärkt wurden, nun plötzlich vom Wert einer Diabetesdiät zu überzeugen sind, wenn die dann auftretenden körperlichen Schäden einen Wechsel der Behandlungsart dringend erforderlich erscheinen lassen. Wenn der Diabetes schlecht eingestellt ist, können sogar schwere Störungen der Entwicklung zustandekommen mit einem fast völligen Stillstand des Wachstums. Viele Ergebnisse liegen also vor, die erweisen, daß sich eine gute Diabeteseinstellung gerade bei dem Langzeitdiabetes der Kinder lohnt. Alle müssen hier mithelfen: die Kinder, die Eltern und der Arzt, aber auch andere Menschen wie Verwandte, Lehrer und Mitschüler, und sei es allein durch ihr Verständnis, das sie dem diabetischen Kind entgegenbringen.

Überprüfung durch Gewichts- und Harnzuckerkontrollen

Der altersgemäße Nahrungsbedarf wird durch den behandelnden Arzt festgelegt. Die Eltern sollen sich bemühen, eine dementsprechende Kost zu verabreichen und durch Gewichts- und Harnzuckerkontrollen dazu beitragen, die Richtigkeit der Verordnung zu überprüfen. Jeder

Arzt ist dankbar, wenn die Eltern ihn darauf hinweisen, daß das Kind offenbar zu viel oder zu wenig zu sich zu nehmen scheint. Bei der Ersteinstellung des zunächst oft untergewichtigen Kindes besteht zumeist ein mehr oder weniger großer Nachholbedarf. Dadurch kann anfangs eine höhere Nahrungszufuhr notwendig sein. Ist der Nachholbedarf ausgeglichen, muß die Nahrungsmenge nach Rücksprache mit dem Arzt verringert werden. Auch hier können die ständigen Kontrollen des Körpergewichts und des Harnzuckers für die Einschätzung der Situation äußerst wertvoll sein. Alle im Diätkapitel besprochenen Grundregeln gelten auch für die Kost des diabetischen Kindes (S. 25 ff): die Verteilung der Nahrung über den Tag auf 6–7 kleine Mahlzeiten, das Vermeiden von reinem Zucker, die sorgfältige Einhaltung der aus den drei Grundnährstoffen zusammengesetzten Diät.

Auch für die Insulinbehandlung gelten die besprochenen Grundsätze (S. 42 ff). Allerdings werden hier die Eltern häufig über viele Jahre die Insulininjektion vornehmen müssen. Dennoch gibt es diabetische Kinder, die bereits vom 5. Lebensjahr an exakt ihr Insulin selbst injizieren. Die Behandlung einer Hypoglykämie im Kindesalter unterscheidet sich nur wenig von der im Erwachsenenalter (S. 57 ff). Bei leichteren Unterzuckerzuständen ohne wesentliche Beeinträchtigung des Bewußtseins kann man Brot, gesüßte Fruchtsäfte oder auch Zucker verabreichen. Wenn das Kind allerdings bewußtlos ist, muß der Arzt gerufen werden, um Zucker intravenös einzuspritzen. Immerhin können auch bereits die Eltern in den Muskel oder in das Fettgewebe Glukagon noch vor Eintreffen des Arztes einspritzen und damit den Unterzuckerzustand erfolgreich bekämpfen (S. 61). Viele Kinder wachen wenige Minuten nach dieser Injektion auf, weil das Hormon Glukagon in der Lage ist, die letzten Zuckerreserven der Leber zu mobilisieren und den Blutzuckerabfall auszugleichen. Die Kinder müssen aber sofort nach dem Erwachen aus dem hypoglykämischen Schock wieder Kohlenhydrate zu sich nehmen, weil sich andernfalls die Unterzuckerung innerhalb kürzester Zeit wiederholen würde.

Sport nach den Mahlzeiten

Die körperliche Bewegung des Kindes ist nicht etwa ein Störfaktor für die Einstellung, sondern ganz im Gegenteil eine wichtige Hilfe, die die Zuckerwertung verbessert (S. 62). Es ist günstiger, wenn man Sport und Spiel auf die Zeit nach der Einnahme der Mahlzeiten legt, weil dann die Gefahr der Hypoglykämie geringer ist. Diabetische Kinder sollen in der Regel vom Turnunterricht nicht befreit werden. Abgesehen von der Nützlichkeit der Muskelarbeit bei der Zuckerverbrennung würde man ihnen auch die Möglichkeit des Erfolgserlebnisses in Sport und Spiel nehmen. Natürlich sollen die Lehrpersonen über den Diabetes des Kindes und insbesondere über die Notwendigkeit einer zusätzlichen Nahrungszufuhr bei Verdacht auf hypoglykämische Reaktionen informiert werden (s. Anhang, Merkblatt „Hinweise für die Erzieher diabetischer Kinder").

Normal begabt

Dank der heutigen Behandlungsmöglichkeiten kann das diabetische Kind als „bedingt gesund" angesehen werden. Diabetische Kinder sind normal begabt und den Anforderungen der Schule ebenso gewachsen wie ihre Altersgenossen. Es ist für die Entwicklung nachteilig, wenn Eltern oder Erzieher glauben, die Kinder müßten besonders nachsichtig beurteilt oder geschont werden. Das Kind soll nicht in eine Art Sonderstellung hineinmanövriert werden. Vielmehr ist eine möglichst umfassende Schulbildung dieser Kinder von besonderer Bedeutung für ihr späteres Leben. Kinder, die bereits im Vorschulalter an Diabetes erkrankt sind, haben im allgemeinen später weniger Schulschwierigkeiten, da sie sich an die veränderte Lebenssituation bei Schulbeginn angepaßt haben. Die Neuerkrankung eines Schulkindes bedingt aber zumeist eine seelische Belastung und natürlich ein Unterrichtsversäumnis, wodurch oft die Leistungen abfallen. Gerade hier muß es ein verständnisvolles Verhalten von Eltern und Erziehern dem Kind erleichtern, sich den veränderten Verhältnissen anzupassen. Diabetische Mädchen und Jungen sehen im allgemeinen ihre Krankheit als etwas „Normales" an. Erfreulicherweise empfinden sie die Tatsache, daß sie an einer ernst zu nehmenden, lebenslang dauernden Erkrankung leiden, nicht als etwas besonders Schlimmes. Ohne daß man die Probleme des Diabetes bagetellisieren sollte, sind die Kinder in dieser Anschauung zu bestärken. Falsches Mitleid ist hier ebenso schädlich wie das Übersehen der Probleme, die der Diabetes mit sich bringt. Der Erziehungsstil der Mutter beeinflußt – wie entsprechende Untersuchungen zeigten – die Einstellung des Kindes gegenüber den Behandlungsmaßnahmen entscheidend.

Sommerferienlager für diabetische Kinder

Das diabetische Kind benötigt den familiären Rückhalt in noch stärkerem Maße als ein gesundes Kind. Kinder und Eltern müssen gut geschult werden, um den auf sie zukommenden Belastungen gewachsen zu sein. Die Erholungsmöglichkeiten für diabetische Kinder und Jugendliche sind leider begrenzt. Die Einrichtung von Sommerferienlagern für diabetische Kinder sind deswegen besonders zu begrüßen. Auskunft hierüber erteilt der Deutsche Diabetikerbund (S. 118). Das Kind soll sich im Ferienlager erholen und dort erkennen, daß es viele andere Kinder mit den gleichen Problemen gibt. Natürlich muß der Diabetes dabei exakt kontrolliert und korrigiert werden. Dies ist für die betreuenden Ärzte bei der großen Zahl von Kindern, die alle einen labilen Diabetes haben und in andere Lebensbedingungen kommen, oft nicht ganz einfach. Die Eltern sollten deswegen – trotz aller berechtigten Sorge um ihr Kind – bei Besuchen im Ferienlager stets berücksichtigen, was dort von den Betreuern geleistet werden muß. Insbesondere sollte man wissen, daß der Stoffwechsel gerade in den ersten Tagen infolge der Umstellung auf die neuen Verhältnisse sehr labil sein kann. Eltern, die in dieser Zeit ständig die Kinder besuchen und deren schlechte Stoffwechselwerte beklagen, gefährden die Fortsetzung des geregelten Lagerbetriebs. Umgekehrt muß natürlich nach der Rückkehr der Kinder ins Elternhaus zunächst wieder eine Anpassung an die häuslichen Gewohnheiten erfolgen. Trotz dieser Einschränkungen kann man die psychologischen Vorteile, die die Kinder durch das Erlebnis eines solchen Ferienlagers haben, nicht hoch genug veranschlagen. Dauerheime für diabetische Kinder sind hingegen weniger zu empfehlen. Leider lassen sie sich in bestimmten sozialen Härtefällen nicht vermeiden. Trotz aller Bemühungen der Betreuer kann die Familie mit ihrem Zusammenhalt und mit ihrem Zusammengehörigkeitsgefühl auch in den bestgeführten Heimen nicht ersetzt werden.

Keine Katastrophe für die Familie

Das diabetische Kind eine Katastrophe für die Familie? Nein! Wenn die Eltern sich in die Behandlung vernünftiger Ärzte und nicht in die Hände von Wunderheilkundigen begeben und wenn die richtige Einstellung zu den Problemen der Nahrungszufuhr, der Insulininjektion und der Harnzuckerselbstkontrolle besteht, dann wird auch (und gerade!) das diabetische Kind das sein, was Kinder in harmonischen Familien immer sind: ein Glück für ihre Eltern und kein Außenseiter unter den Geschwistern.

Mutter trotz Diabetes

Die Tatsache, daß Diabetikerinnen schwanger werden können, erscheint uns heute selbstverständlich. Sie war es lange Zeit nicht. Im Gegenteil, aus der Zeit vor der Entdeckung des Insulins wird kaum jemals über solche Fälle berichtet. Die Behandlung mit Insulin hat junge zuckerkranke Frauen in die Lage versetzt, genauso fruchtbar zu sein wie andere Frauen auch. Eine neuere Statistik über etwa zehntausend Schwangerschaften in der Bundesrepublik belegt, daß rund 1 Prozent aller Frauen als Diabetikerinnen in eine Schwangerschaft gehen, was ungefähr dem Bevölkerungsanteil der in Frage kommenden Altersgruppe entspricht.

Risiko – vor allem für das Kind

Die lebensgefährlichen Risiken für die zuckerkranke werdende Mutter liegen dabei nur geringfügig höher als für stoffwechselgesunde Frauen. Allerdings kommt es bei Diabetikerinnen häufiger zu Komplikationen während der Schwangerschaft. Die Säuglingssterblichkeit ist immer noch um ein Vielfaches höher im Vergleich zur Sterblichkeit Neugeborener von Müttern ohne Diabetes. Natürlich handelt es sich bei diesen statistischen Angaben zunächst nur um „Durchschnittswerte", die weder Schweregrad und Dauer des Diabetes noch den Willen zur Mitarbeit der Patientin, eine optimale Einstellung zu erzielen, berücksichtigen.
Diese grundsätzlichen Ausführungen nützen aber einem Ehepaar, bei

dem die Frau Diabetikerin ist, nur wenig bei der Entscheidung, ob es seinem natürlichen Wunsch folgen soll, Kinder zu bekommen. Die Entscheidung kann der Arzt nicht abnehmen. Er kann und darf nur Entscheidungshilfen geben, indem er die Situation klar erkennbar macht, in der die Entschlüsse allein von den Ehepartnern zu treffen sind. Aus keinem anderen Grund geben wir Ihnen die nachfolgenden Zahlenangaben zur Kenntnis.

Gemäß der schon erwähnten Statistik kommt es bei stoffwechselgesunden Schwangeren in knapp 80 Prozent zur Geburt eines lebenden gesunden Kindes, bei Diabetikerinnen dagegen in knapp 70 Prozent. Der Unterschied erklärt sich durch die erhöhte Komplikationsrate bei zuckerkranken Schwangeren. Zum einen erleiden Diabetikerinnen mehr Fehlgeburten (16 Prozent) als stoffwechselgesunde Frauen (12 Prozent). Zum anderen sterben die Kinder diabetischer Mütter etwa viermal so häufig (11,1 Prozent) wie die Neugeborenen von nicht zuckerkranken Frauen in der Perinatalperiode. Unter diesem Fachausdruck versteht man den Zeitraum nach der 28. Schwangerschaftswoche bis zum 7. Tag nach der Geburt; eine normale Schwangerschaft dauert 40 Wochen. Ferner beträgt die Rate schwerer Mißbildungen bei Kindern diabetischer Mütter 5 Prozent im Vergleich zu 1,8 Prozent bei denen gesunder Frauen, wobei anzumerken ist, daß diese Neugeborenen fast nie lebensfähig sind. Wie hoch das Risiko für das Kind einer Diabetikerin ist, später selbst zuckerkrank zu werden, hängt maßgeblich von der erblichen Diabetesbelastung des Ehemanns ab. Darauf wird im Einzelnen auf S. 103 ff eingegangen. Soviel schon vorweg: Wenn auf seiten des Mannes keine erbliche Veranlagung für die Zuckerkrankheit nachweisbar ist, besteht ungefähr zu 10 Prozent die Wahrscheinlichkeit, daß ein solches Kind im Laufe seines Lebens an Diabetes erkrankt (das Risiko für die Durchschnittsbevölkerung liegt derzeit bei 3 Prozent; s. auch S. 2). Die Wahrscheinlichkeit für das Kind der diabetischen Mutter, bis zum 20. Lebensjahr zuckerkrank zu werden, ist aber geringer als 1 Prozent!

Die Schwangerschaft planen

Die besten Aussichten für eine erfolgreiche Schwangerschaft haben Diabetikerinnen ohne Gefäßveränderungen (erkennbar beispielsweise am Befund des Augenhintergrunds). Bei Fehlen solcher Gefäßschäden scheinen die Dauer des Diabetes und das Alter der Patientin bei Beginn der Zuckerkrankheit keine dominierende Rolle zu spielen. Wesentlich jedoch beeinflußt die Qualität der Stoffwechselführung den Ausgang des ,,Unternehmens Schwangerschaft". Gute Diabeteskontrolle während des gesamten Zeitraums unmittelbar vor und im Verlauf der Schwangerschaft vermindert das kindliche Risiko nochmals erheblich. Und noch etwas sollte man wissen: Zentren, an denen ein erfahrenes Team von Geburtshelfern, Kinderärzten und Diabetesexperten zusammenarbeitet, garantieren die größten Erfolgschancen.

Wer sich für eine Schwangerschaft trotz Diabetes entscheidet, sollte sich auch entsprechend vorbereiten. Am besten bespricht man die anstehenden Probleme vor der Schwangerschaft mit den Ärzten, die auch im weiteren Verlauf die Behandlung und Überwachung übernehmen sollen. Der Stoffwechsel soll bereits vorher gut eingestellt sein, häufig ist dazu eine kurzfristige Aufnahme ins Krankenhaus notwendig. Aus Gründen, die gleich noch erläutert werden, empfiehlt es sich, den Zeitpunkt der Befruchtung möglichst genau zu kennen. Patientinnen mit unregelmäßigen Periodenblutungen sollten die Körpertemperatur rektal beim Aufwachen messen und darüber Buch führen. Es ist bekannt, daß die Körpertemperatur mit dem Eisprung um $1/2\,°C$ ansteigt. Nur an diesen Tagen ist die Befruchtung möglich, und 266 Tage später endet die normale Schwangerschaft. Da Diabetikerinnen nicht selten 2 bis 4 Wochen vor diesem Termin entbunden werden müssen, ist es für den Geburtshelfer so bedeutungsvoll, den Beginn der Schwangerschaft verläßlich festlegen zu können.

Der Stoffwechsel ändert sich

Der Eintritt in die Schwangerschaft verändert fast immer die Stoffwechselsituation. Nicht selten wird im ersten Schwangerschaftsdrittel eine Neigung zu Unterzuckerungen beobachtet, besonders wenn Erbrechen – an dem auch stoffwechselgesunde Frauen zu diesem Zeitpunkt häufig leiden – eine geregelte Nahrungszufuhr erschwert. Gemeinhin werden die Gefahren einer Hypoglykämie für das werdende Kind überschätzt; die Versorgung des Feten – so bezeichnet man die Leibesfrucht in der Medizinersprache – wird während einer Unterzuckerung kaum beeinträchtigt. Das bedeutet aber nicht, daß man der Volksregel folgen und ,,für zwei essen" soll. Tatsächlich

nimmt der Kalorienbedarf nur geringfügig zu, lediglich der Eiweißanteil muß auf 1,5 bis 2 g Eiweiß pro Kilogramm Sollgewicht angehoben werden. Die Kohlenhydratmenge braucht 18 bis 22 BE – je nach Sollgewicht – in der Regel nicht zu übersteigen.
Eine Behandlung mit blutzuckersenkenden Tabletten sollte vermieden werden, auch wenn Fruchtschäden unter dieser Therapieform nicht mit Sicherheit nachgewiesen sind. Sofern diätetische Maßnahmen allein keine gute Stoffwechselkontrolle gewährleisten, ist Insulin das Mittel der Wahl.
Ein Mehrbedarf an Insulin besteht oft schon mit Beginn der Schwangerschaft und wird jedenfalls im weiteren Verlauf deutlich. Im allgemeinen hat dies zur Folge, daß schwangere Diabetikerinnen eine Insulininjektion pro Tag mehr benötigen als vor der Schwangerschaft. Die häusliche Harnzuckerselbstkontrolle hilft auch im Fall einer Schwangerschaft, die richtigen Entscheidungen in Bezug auf die für den Ausgang so wichtige gute Stoffwechselkontrolle zu treffen. Allerdings muß man wissen, daß sich unter der Schwangerschaft die Nierenschwelle für die Zuckerausscheidung beträchtlich erniedrigen kann. Man muß daher die Richtlinien für die Insulinanpassung anhand von gleichzeitig gemessenen Blutzuckerwerten ändern. Wann immer eine gröbere Stoffwechselentgleisung oder gar ein diabetisches Koma droht, muß die Patientin umgehend stationär aufgenommen werden. Ein Koma während der Schwangerschaft endet für das Kind im Mutterleib meist tödlich.

Überwachung durch Internist und Geburtshelfer

Schwangerschaft bei bestehendem Diabetes ist beschwerlich, nicht zuletzt wegen der notwendigen häufigen ärztlichen Kontrollen. Blut- und Harnzuckerwerte müssen zusammen mit den Aufzeichnungen über die häuslichen Harnzuckeruntersuchungen einmal wöchentlich vom Arzt überprüft werden. Frauenärztliche Beratung sollte in der ersten Schwangerschaftshälfte alle 2 bis 4 Wochen und danach wöchentlich erfolgen, entsprechend den sogenannten Mutterschaftsrichtlinien, die für alle Schwangeren gültig sind. Die Überwachung von Blutdruck, Urinstatus, Gewicht und Leibesumfang gehört zu den Routinemaßnahmen bei jeder Sprechstunde. Von Zeit zu Zeit müssen die Höhe des Blutfarbstoffs gemessen, weitere Blutwerte bestimmt und eine innere Untersuchung durchgeführt werden. Der Frauenarzt leitet auch die erforderliche Behandlung ein, falls sich ein Harnwegsinfekt, eine Blutdruckerhöhung oder eine krankhafte Wassereinlagerung entwickeln. Der Augenhintergrund sollte alle 4 bis 8 Wochen gespiegelt werden, da manchmal eine Schwangerschaft das Auftreten einer Retinopathie begünstigt oder eine bestehende verschlimmert. Eine etwa notwendig werdende Lichtkoagulationsbehandlung (S. 76) gefährdet das Kind nicht.

Festlegung des Geburtstermins

Ab dem zweiten Schwangerschaftsdrittel kommen noch weitere Verfahren zur Anwendung. Mit der Ultraschalldiagnostik wird die Größenzunahme des Kindes verfolgt. Die Blutwerte bzw. die Ausscheidung von Schwangerschaftshormonen im 24-Stunden-Urin geben Auskunft über die intakte Leistung des Mutterkuchens. Diese Untersuchungen erweisen sich im weiteren Verlauf als für den Frauenarzt sehr wertvoll, wenn es gilt, den Geburtstermin festzulegen.
Ab der 32. Schwangerschaftswoche muß die Diabetikerin zur besseren Überwachung des Kindes stationär aufgenommen werden. Es hat sich gezeigt, daß bei nur ambulanten Kontrollen in diesem Zeitraum Gefahren für das Kind allzu leicht übersehen oder zu spät bemerkt werden. Gegen Ende der Schwangerschaft kann nämlich der Mutterkuchen seine Funktionstüchtigkeit einbüßen, so daß das Kind unter Umständen im Mutterleib abstirbt. Andererseits wird der Geburtshelfer versuchen, die Entbindung möglichst hinauszuschieben, damit das Kind ausreift und bei der Geburt lebenskräftig ist. Je nach Lage der Dinge wird daher eine Diabetikerin u.U. 2 bis 4 Wochen vor dem Ablauf einer normalen Schwangerschaft entbunden. Die Geburt auf natürlichem Weg wird angestrebt, was heute sehr oft auch gelingt. Ein Kaiserschnitt wird nur dann durchgeführt, wenn das Kind übergroß oder akut gefährdet ist.

Nach der Entbindung

Die Neugeborenen diabetischer Mütter sind trotz ihres meist deutlich über dem Durchschnitt liegenden Gewichts vermehrt anfällig und werden daher auf einer Frühgeborenenstation intensiv versorgt.

Das bedeutet, daß die Diabetikerin im Wochenbett auf ihr Kind verzichten und abstillen muß. Der Insulinbedarf der zuckerkranken Wöchnerin sinkt unmittelbar nach der Geburt drastisch ab, manchmal so stark, daß 1 bis 2 Tage überhaupt kein Insulin gegeben werden darf. Nach einer Woche ist in der Regel der Stand vor der Schwangerschaft wieder erreicht.

Groß und oft beschwerlich ist also der Aufwand, den zuckerkranke Frauen treiben müssen, um gesunde Kinder zu bekommen. Gesunde Kinder verlangen aber auch nach einer zumindest bedingt gesunden Mutter. Ebenso wie häufige Schwangerhaften bei stoffwechselgesunden Frauen – neben anderen Faktoren – einen erblich vorgegebenen Diabetes ausbrechen lassen können, so können auch wiederholte Schwangerschaften besonders bei einer ungenügd behandelten Diabetikerin den Stoffwechsel bleibend verschlechtern und damit das Gefäßsystem ungünstig beeinflussen. Ist eine Diabetikerin trotz ihrer Stoffwechselkrankheit glücklich Mutter geworden, sollte auch gerade dieser Gesichtspunkt bei der weiteren Familienplanung sorgsam mitbedacht werden, auch bei weiterem Kinderwunsch.

Ehe, Familie, Beruf

Diabetiker können nicht in allen Belangen wie andere Menschen leben. Wenn jemand beständig an Diät, blutzuckersenkende Tabletten oder Insulin sowie Harnzuckerkontrollen zu denken hat, dann ist das kein „normales Leben" im üblichen Sinn. Allerdings sollten Diabetiker nicht in das andere Extrem verfallen und sich angesichts ihrer chronischen Stoffwechselkrankheit in eine gesellschaftliche Außenseiterrolle drängen lassen. Viel können sie selbst dazu tun, damit dies nicht geschieht.

Mitleid ist nicht gefragt

Zu allererst und unabdingbar: eine gute Diabeteseinstellung, die dem Lebensrhythmus angepaßt ist. Dann kann man auch etwas leisten und braucht sich nicht mit bzw. hinter seiner Krankheit zu verstecken, weder in der Familie noch im Beruf. Gute Leistungsfähigkeit fördert entgegenkommendes Verständnis für die besondere Situation eines Diabetikers. Wer dagegen auf das Mitleid seiner Umgebung aus ist, der stempelt sich selbst zum „armen Kerl". Mit einem solchen pflegt man nur unter Vorbehalten Umgang: er wird zum Außenseiter. Gleichberechtigter Partner in der Gesellschaft zu sein, dazu gehört neben der richtigen Einstellung zur eigenen Krankheit aber mehr. Der Diabetiker soll seine Position kennen und entsprechend handeln. In der Familie gibt es meist die geringsten Schwierigkeiten. In vielen Diabetikerhaushalten hat es sich bereits vorteilhaft eingebürgert, daß für alle eine an die Diabetesdiät angelehnte Normalkost zubereitet wird, die es dem zuckerkranken Familienmitglied erlaubt, seine im Diätplan vorgesehenen Mahlzeiten zusammenzustellen. Dieses Vorgehen gewährleistet außerdem für die gesamte Familie eine gesunde Kost, da eine Diabetesdiät biologisch besonders wertvoll ist. Sie erspart obendrein unnötige Sonderausgaben für den Diabetiker in der Familie. Die Haushaltskasse wird dadurch geschont und der Diabetiker bleibt integriert.

Vor einer Ehegründung

Wie steht es überhaupt damit: Sollen Diabetiker heiraten? Wir sind weit davon entfernt, Eheberater spielen zu wollen. Die nachfolgenden Gesichtspunkte dürfen nur als ärztliche Hinweise zu diesem Punkt verstanden werden. Beide zukünftigen Ehepartner sollten sie kennen. Grundsätzlich sollen Diabetiker heiraten. Ganz abgesehen von dem natürlichen Verlangen bedeutet es für sie in der Regel bessere Voraussetzungen sowie Unterstützung bei ihrem täglichen Bemühen, ihren Stoffwechsel zu meistern. Der nichtdiabetische Partner sollte sich aber auch über alle Folgen und Einschränkungen im klaren sein und sie akzeptieren. Das Risiko für etwaige Kinder, im späteren Leben manifest zuckerkrank zu werden, beträgt etwa 10 Prozent, sofern der nichtdiabetische Partner nicht Träger diabetischer Erbanlagen ist

(s. S. 98). Die Wahrscheinlichkeit für ein solches Kind an einem insulinpflichtigen Diabetes bis zum 40. Lebensjahr zu erkranken, liegt dabei noch tiefer, nämlich bei ein bis zwei Prozent. Der große Unsicherheitsfaktor bei derartigen statistischen Aussagen besteht aber darin, daß man Erbanlagen für Diabetes beim nicht zuckerkranken Partner heute noch nicht feststellen kann, sondern sich dabei auf das Vorkommen von Diabetes in der Familie stützen muß. Wenn der nichtdiabetische Elternteil Träger solcher Anlagen ist, steigt das kindliche Risiko auf 50 Prozent, im Laufe seines Lebens einen Diabetes zu entwickeln. So ist es auch zu verstehen, daß bei einer kürzlich veröffentlichten Studie 21 Prozent aller Nachkommen von Zuckerkranken mit über vierzigjähriger Diabetesdauer in der Zwischenzeit an einem Diabetes erkrankt waren. Die Kinder zweier zuckerkranker Ehepartner sind besonders diabetesgefährdet. In der Praxis liegt der Prozentsatz der späteren Erkrankungen bei 60 Prozent. Aus diesem Grund sollte in solchen Ehen u. U. auf Kinder verzichtet oder eine Adoption erwogen werden. Auf die Probleme, die eine zuckerkranke Frau bei einer Schwangerschaft erwarten, sind wir schon auf S. 97 ff eingegangen. Wegen der damit verbundenen Belastung sollte die Kinderzahl bei diabetischen Müttern in der Regel auf zwei beschränkt bleiben. Für alle Kinder eines diabetischen Elternteils gilt, daß sie auf keinen Fall übergewichtig werden dürfen. Übergewicht fördert auch im Kindesalter den Ausbruch eines Diabetes (S. 89). Die Verantwortung im Sinne dieser Diabetesvorsorge für seine Nachkommen muß jeder Zuckerkranke sehr ernstnehmen.

Information für den nichtdiabetischen Ehepartner

Der nichtdiabetische Partner soll wissen, daß die Zuckerkrankheit eine chronische Krankheit ist, die gegenwärtig noch nicht geheilt werden kann. Er muß informiert sein über die Probleme der Diät, die häusliche Harnzuckerkontrolle, die regelmäßigen Arztbesuche sowie die Möglichkeit von Unterzuckerungszuständen. Spätkomplikationen, vor allem an den Blutgefäßen, – so muß er wissen – können sich nach einer Reihe von Diabetesjahren auch bei guter Stoffwechselführung einstellen. Bei diabetischen Männern können Störungen der Sexualfunktion auftreten, diabetische Frauen leiden häufiger unter unregelmäßigen Periodenblutungen. Naturgemäß beleuchtet eine solche Aufzählung mehr die negativen Seiten einer Ehe mit einem Diabetiker. Die Kenntnis davon erscheint uns aber als unumgänglich, soll nicht die Zuckerkrankheit später zu ernsten Belastungen des Ehe- und Familienlebens führen. Mit einem Diabetiker verheiratet zu sein, schließt z. B. die Fürsorge während einer Hypoglykämie ebenso ein wie das Übernehmen von Insulininjektionen an Körperstellen, die der Zuckerkranke selbst nicht erreichen kann. Es gibt glücklicherweise genügend Beispiele, bei denen das gemeinsame Meistern aller Probleme und Schwierigkeiten die Zuneigung und das Verständnis der Ehepartner füreinander gefördert hat.

Den richtigen Beruf wählen

Auch am Arbeitsplatz und im Berufsleben gilt es, die Probleme richtig anzupacken. Über allem muß der Leitsatz stehen: Eine qualifizierte Ausbildung in einem für Diabetiker geeigneten Beruf gibt die größtmögliche Sicherheit für die Zukunft. Demnach sind manche Berufe für Diabetiker nicht oder weniger geeignet. Junge Diabetiker, die vor der Berufswahl stehen, können sich darauf ohne weiteres einstellen; aber auch wer nach vielen Berufsjahren an einem Diabetes erkrankt, muß unter Umständen seinen Beruf wechseln. Umschulungshilfen werden über das Arbeitsförderungsgesetz und das Bundessozialhilfegesetz gewährt. Sie bieten allerdings keinen Ersatz für die Mühsal und Selbstüberwindung, die mit Umschulungsmaßnahmen verbunden sind. Aber man muß klar erkennen, daß in bestimmten Situationen der Berufswechsel der einzig gangbare Weg ist, trotz Diabetes in der Arbeitswelt zu bestehen.

Welche Berufe sind im einzelnen betroffen? Der Auschuß „Sozialmedizin" der Deutschen Diabetesgesellschaft hat die Berufe in einer Negativliste zusammengestellt, die für Diabetiker nicht oder nur bedingt geeignet sind.

Berufskatalog für Diabetiker (Negativliste)

Gruppe 1: Berufe, die von Diabetikern aus Gründen der allgemeinen Sicherheit nicht ausgeübt werden dürfen, z. B. Lokomotivführer, Pilot, Straßenbahn- und Omnibusfahrer, Berufskraftfahrer, Schiffskapitän oder Lotse, Schrankenwärter, Kranführer, Bergführer.

Gruppe 2: Berufe, von denen Diabetikern aus Gründen ihrer eigenen Sicherheit dringend abzuraten ist (insbesondere Arbeiten mit Absturzgefahr), z. B. Dachdecker, Schornsteinfeger, Feuerwehrmann, Maurer, Telegrafenarbeiter, Starkstromarbeiter, Walzstraßen-, Hochofen- und Grubenarbeiter, Hochseilartist.

Gruppe 3: Berufe, bei denen die Diabeteseinstellung infolge von Diätfehlern besonders gefährdet ist, z. B. Koch, Konditor, Bäcker, Gastwirt, Kellner, Lebensmittelverkäufer.

Gruppe 4: Berufe, bei denen die Diabeteseinstellung infolge der unregelmäßigen Lebensweise gefährdet ist, z. B. Schichtarbeiter, Handelsvertreter, Künstler.

Alle anderen Berufe können von Diabetikern grundsätzlich ausgeübt werden. Da aber erfahrungsgemäß oft Ratlosigkeit bei der Berufswahl herrscht, hat der Ausschuß „Sozialmedizin" der Deutschen Diabetesgesellschaft auch eine Positivliste von Berufen erarbeitet, die für Zuckerkranke besonders günstige Voraussetzungen bieten. In jedem Fall, das sei nochmals betont, ist eine abgeschlossene Ausbildung anzustreben.

Berufskatalog für Diabetiker (Auszug aus der Positivliste)

Gruppe 1: Sehr gute Voraussetzungen für die anhaltende berufliche Leistungsfähigkeit von Zuckerkranken sind bei Berufen gegeben, bei denen eine Diätverpflegung und die regelmäßige Diabeteskontrolle am Arbeitsplatz möglich sind. Beispiele: Heilberufe wie Arzt, Zahnarzt und Apotheker, sowie Heilhilfsberufe wie Krankenschwester, Pfleger, Arzthelferin, technische Assistentin, Laborant, Diätassistentin, Krankengymnastin.

Gruppe 2: Gute Voraussetzungen sind für folgende Berufe gegeben: Angestellte und Beamte im Dienst von Krankenhäusern, wissenschaftlichen Instituten und Gesundheitsämtern sowie sämtliche Lehrberufe, auch kirchliche Berufe.

Einstellung im Öffentlichen Dienst

Seit 1959 existieren „Richtlinien über die Beschäftigung von Diabetikern im Öffentlichen Dienst", die in überarbeiteter Form vom Bundesinnenministerium am 27. 7. 1971 unter II 4-666710-1 veröffentlicht worden sind. Allerdings sind Richtlinien des Bundes für die einzelnen Bundesländer nicht bindend; in den meisten Fällen wird jedoch sinngemäß verfahren.

Danach ist es aus medizinischen Gründen nicht mehr vertretbar, Diabetiker allgemein von einer Beschäftigung als Angestellte und Arbeiter im Öffentlichen Dienst oder von einer Übernahme in das Beamtenverhältnis auszuschließen. Für die versorgungs- und pensionsberechtigte Einstellung in den Staatsdienst oder vergleichbare Positionen bei andern Behörden und der Industrie kommen alle arbeitsfähigen Diabetiker in Betracht, deren Stoffwechselstörung bei vollwertiger Diabeteskost ohne und mit blutzuckersenkenden Tabletten oder mit Insulin gut einstellbar ist.

Diabetische Bewerber um solche Positionen sollen frei von wesentlichen Komplikationen sein, insbesondere sollen in der Regel am Augenhintergrund keine Mikroaneurysmen nachweisbar sein. Ein ausführliches ärztliches Zeugnis muß vorgelegt werden, aus dem sich die Güte der bisherigen Stoffwechselführung beurteilen läßt. Schlecht kontrollierte Diabetiker stellen ein erhöhtes Risiko dar und können daher nicht angenommen werden.

Zur Beurteilung der guten Einstellung sollen die Harnzuckerausscheidung im 24-Stunden-Urin sowie drei Blutzuckerwerte im Tagesverlauf, am besten jeweils zwei Stunden nach den Mahlzeiten, herangezogen werden. Insulinspritzende Diabetiker sollten dabei nicht mehr als 10 bis 15 Prozent der zugeführten Kohlenhydrate als Zucker im Urin innerhalb von 24 Stunden ausscheiden, nicht insulinbehandelte Patienten sollten überwiegend harnzuckerfrei sein. Die Blutzuckerwerte sollten bei insulinspritzenden Zuckerkranken nicht wesentlich über 220 mg%* liegen, bei den übrigen Diabetikern nicht wesentlich über 160 mg%*.

Die Übernahme in das Beamtenverhältnis setzt voraus, daß der Bewerber mindestens das 25. Lebensjahr vollendet hat und sein Diabetes länger als 2 Jahre unter fortlaufender Kontrolle steht. Eine zwei- bis dreijährige Probeeinstellung mit anschließender endgültiger Beurteilung soll in den Fällen erfolgen, bei denen das Beschäftigungsrisiko wahrscheinlich gering ist, sich aber zum Zeitpunkt der Untersuchung noch nicht mit genügender Sicherheit abschätzen läßt.

---

* Umrechnung in mmol/l s. Tab. A 1

Diabetiker, die den Voraussetzungen entsprechen, sollen ohne besondere Bedingungen in die Versorgungs- und Pensionskassen aufgenommen werden.
Diabetiker, die rein diätetisch behandelt werden, können jede Art von Beschäftigung verrichten. Diabetiker, die auf Insulin eingestellt sind, sollen Tätigkeiten meiden, die eine unregelmäßige Arbeitszeit erforderlich machen (vgl. S. 106).
Jeder Diabetiker bedarf regelmäßiger ärztlicher Kontrollen. Ist ärztlicherseits ein Arbeitsplatzwechsel erwünscht, soll er ermöglicht werden.
Diese Auszüge aus dem Runderlaß des Bundesinnenministeriums machen deutlich, daß zur Einstellung in den Öffentlichen Dienst recht strenge Maßstäbe, ja im Fall von Zuckerkranken, die ihren Diabetes in früher Kindheit entwickelt haben und noch keine Mikroaneurysmen aufweisen sollen, wohl zu strenge Maßstäbe angelegt worden sind.

Verhalten am Arbeitsplatz

Es unterliegt keinem Zweifel, daß Diabetiker an ihrem Arbeitsplatz oft Überdurchschnittliches leisten. Wer beständig gezwungen ist, seinen gestörten Stoffwechsel unter Kontrolle zu halten, muß ein solches Maß an Einsicht und Selbstdisziplin aufbringen, daß sich das auch auf die Arbeitsmoral und Zuverlässigkeit im Beruf positiv auswirkt. Auf diese Weise bestehende Vorurteile abzubauen, sollte jeder Diabetiker mithelfen.
Freilich gibt es auch objektive Schwierigkeiten. Für die häufiger notwendigen Besuche beim Arzt müssen Betrieb oder Amt Verständnis haben. Schon aus diesem Grund soll der Arbeitnehmer seinen Diabetes nicht verschweigen. Es können ja auch Unterzuckerungen während der Arbeit eintreten, die eine Hilfe durch Kollegen erforderlich machen. Man sollte deswegen vorher darüber sprechen, was in einem solchen Fall zu tun ist. Die Essenszeiten, einschließlich der notwendigen Zwischenmahlzeiten, müssen sorgsam eingehalten werden, auch wenn die Arbeit drängt. Den Kollegen sollte man erklären, warum man zu geregelten Zeiten essen muß. Das Kantinenessen erweist sich oftmals als für Diabetiker nur bedingt geeignet. Zwar sind geschulte Diabetiker im allgemeinen in der Lage, aus den an der Arbeitsstätte angebotenen Speisen das für sie Zuträgliche aus-

zuwählen, aber – soll die Hauptmahlzeit vollwertig sein und dem Diätplan entsprechen – gelingt dies meist nur, wenn man sich zur Ergänzung passende Nahrungsmittel in abgepackter Form von zu Hause mitbringt, eventuell in Warmhaltegefäßen. Man muß also den Speiseplan im voraus kennen. Auch die Zwischenmahlzeiten bereitet man am besten bereits zu Hause vor.
Mehrkosten für die Diabetesdiät können seit der Einkommensteuerreform zum 1. 1. 1975 nicht mehr als Steuerfreibetrag abgezogen werden. Unverändert können Kosten für Insulin und andere Medikamente, Aufwendungen für Krankenhaus und Kuren sowie für fremdes Personal und auch die Arztkosten als außergewöhnliche Belastung durch Einzelnachweis bei der Einkommens- bzw. Lohnsteuer geltend gemacht werden, wobei die Schranke der „zumutbaren Belastung" zu überspringen ist. Man muß die Kosten belegen können und eine Bescheinigung des Arztes vorlegen.

Erwerbsminderung – ein vordergründiger Vorteil

Nach dem am 1. 5. 1974 in Kraft getretenen Schwerbehindertengesetz können Diabetiker bei den Versorgungsämtern ein Verfahren zur Feststellung einer Verminderung ihrer Erwerbsfähigkeit einleiten. Insulinspritzende Diabetiker ohne sonstige Komplikationen sollen danach als 30% in ihrer Erwerbsfähigkeit gemindert eingestuft werden, mit Insulin schwer einstellbare Patienten als 40–60%. Eine Schwerbehinderung liegt ab einer 50prozentigen Minderung der Erwerbsfähigkeit vor; ab 30% Minderung der Erwerbsfähigkeit kann eine Gleichstellung mit Schwerbeschädigten beim Arbeitsamt beantragt werden, wenn die Vermittlung eines Arbeitsplatzes aufgrund der Behinderung erschwert oder ein bestehendes Arbeitsverhältnis gefährdet ist. Dies bedeutet einmal Kündigungsschutz und zusätzlichen Urlaub, zum anderen können entsprechend der geminderten Erwerbsfähigkeit Steuerfreibeträge beim Finanzamt geltend gemacht werden.
Kinder mit Diabetes mellitus werden in die Gruppe der mit Insulin schwer einstellbaren Diabetiker eingestuft, bei denen eine Minderung der Erwerbsfähigkeit von 40–60% anerkannt wird. Darüber hinaus ist laut Rundschreiben des Ministeriums für Arbeit und Sozialordnung vom 22.12.1976 für Diabetiker bis zur Vollendung des 18. Lebens-

jahres „Hilflosigkeit" anzunehmen, da eine ständige Überwachung erforderlich ist wegen der Gefahr hypoglykämischer Schocks, zwecks strenger Einhaltung der Diät und zur Dosierung des Insulins etc. Der Ausdruck „Hilflosigkeit" ist ein sicherlich irritierender Begriff aus dem Steuer- und Sozialrecht, bedeutet aber, daß die Eltern eines diabetischen Kindes beim zuständigen Finanzamt einen Steuerfreibetrag von jährlich 7200.– DM geltend machen können. Soweit die derzeitige Rechtslage.
Selbstverständlich nimmt jedermann gerne irgendwelche Vorteile für sich in Anspruch, noch dazu, wenn man an einer lebenslangen Krankheit wie Diabetes leidet. Im vorliegenden Fall muß man jedoch überlegen, ob nicht auch Nachteile entstehen können, wenn man sich eine Schwerbeschädigung, eine Gleichstellung mit diesem Status oder „Hilflosigkeit" bescheinigen läßt. Gerade für junge Menschen mit einem Diabetes kann dies zutreffen. Der aktenkundige Beleg, daß der Stoffwechsel nur ungenügend einstellbar oder daß man schwerbeschädigt im Sinne des Gesetzes bzw. „hilflos" ist, kann beispielsweise beim Erwerb eines Führerscheins, bei einer eventuellen Verbeamtung oder bei der Aufnahme in eine Versorgungskasse zum unüberwindlichen Hindernis von unter Umständen lebensentscheidender Bedeutung werden. Auch bei der Arbeitssuche kann es Schwierigkeiten geben, gerade in Zeiten größerer Arbeitslosigkeit. Ganz allgemein leistet natürlich eine amtlich bescheinigte Minderung der Erwerbsfähigkeit bzw. „Hilflosigkeit" außerdem dem häufig zu hörenden Vorurteil Vorschub, Diabetiker seien Menschen zweiter Klasse und gesellschaftliche Außenseiter. Man wird allzu leicht in eine negative soziale Rolle gedrängt, mit der man sich unter Umständen nach einiger Zeit sogar selbst identifiziert. Psychische Schäden können die Folge sein. Die Frage ist also nicht einfach zu beantworten, ob man die gesetzlichen Möglichkeiten einer Minderung der Erwerbsfähigkeit als ansonsten gesunder Diabetiker ausnützen oder ob man nicht lieber wegen anderweitiger Nachteile darauf verzichten soll. Im Grunde muß jeder diese schwierige Entscheidung für sich selbst treffen.

Rechtsanspruch nach dem Bundessozialhilfegesetz

Seit 1. April 1974 haben zuckerkranke Menschen einen Rechts-

anspruch nach dem Bundessozialhilfegesetz. Die Unterstützung reicht von der ambulanten oder stationären Behandlung und den Hilfen zu einer angemessenen Schulbildung bis zu nachgehenden Hilfen zur Sicherung der Eingliederung in das Arbeitsleben, soweit das Arbeitsförderungsgesetz keine Anwendung findet. In speziellen Einzelfällen sind nach einer Sonderbegutachtung Hilfen zur Überwindung des Schulwegs oder „Hilfe zur Pflege" möglich.
Erst wenn alle Versuche gescheitert sind, einen an Komplikationen leidenden Diabetiker durch klinische Behandlung in besonderen Diabetesabteilungen, nachfolgenden Heilverfahren oder Umschulung arbeitsfähig zu halten, wird heutzutage die vorzeitige Berentung eingeleitet. Diese Fälle sind laut Statistik der Angestelltenversicherung glücklicherweise recht selten.
Die sozialen Krankenversicherungen übernehmen die Kosten für die Diabetesbehandlung uneingeschränkt. Ebenso verhält es sich bei privatversicherten Diabetikern, wenn sie nach Abschluß des Vertrags zuckerkrank werden. Wollen Diabetiker in eine private Versicherung eintreten, können sie nach entsprechender Begutachtung und Zahlung eines Risikozuschlags aufgenommen werden.
Wenn immer es einem Diabetiker möglich ist, sollte er auch eine Lebensversicherung abschließen, wie es bei verschiedenen Versicherungsgesellschaften möglich ist.
Zwar ist die Zuckerkrankheit kein äußerlich sichtbares oder entstellendes Leiden, aber sie verändert fast alle Lebensbereiche der davon betroffenen Menschen. Fast möchte man an ihr neben den Stoffwechselaspekten und den Spätkomplikationen ein drittes Gesicht entdecken: die sozialen Probleme.

Der Ärger mit dem Führerschein

Um zunächst gleich ein Vorurteil auszuräumen: Diabetiker stellen kein allgemeines Risiko für die Sicherheit im Straßenverkehr dar, wie es vor einigen Jahren immer wieder behauptet wurde. Seither erarbeitete umfangreiche Statistiken belegen, daß nur bei einem pro 5000 bis 20 000 Unfällen in der Bundesrepublik der Diabetes, seine Komplikationen oder etwaige Behandlungsfolgen als Unfallursache aufzufassen waren. Das ist ein sehr geringer Prozentsatz; allerdings sollte diese statistische Aussage diabetische Kraftfahrer nicht dazu verleiten, sich nun sorglos und ohne Vorkehrungen in den Straßenverkehr zu stürzen. Allzu leicht gibt es sonst Ärger mit dem Führerschein. Das Bundesverkehrsministerium hat sehr genaue Richtlinien für die Eignungsprüfung von diabetischen Kraftverkehrsteilnehmern herausgegeben.

Ärztliches Gutachten erforderlich

Zunächst als Führerscheinbewerber und später auch in regelmäßigen Abständen als Führerscheinbesitzer muß jeder Diabetiker seine Kraftfahrtauglichkeit durch ein ärztliches Gutachten nachweisen. Die Abstände sind nach dem Schweregrad des Diabetes zu bemessen und werden der Straßenverkehrsbehörde individuell vom Amtsarzt empfohlen. Zuckerkranke Kraftfahrer, die mit Diät allein oder zusätzlich mit blutzuckersenkenden Tabletten eingestellt sind, benötigen amtsärztliche Gutachten zusammen mit fachärztlichen Zeugnissen für die Führerscheinklassen 1, 3, 4, 5 und für landwirtschaftliche Zugmaschinen der Klasse 4. Für die Führerscheinklasse 2 sowie für Taxi- und Omnibusführerscheine bedarf es dagegen eines Eignungsgutachtens einer sogenannten Medizinisch-Psychologischen Untersuchungsstelle. Das Gleiche trifft auch für die übrigen genannten Führerscheinklassen zu, wenn eine Fahrgastbeförderung vorgenommen wird, es sich also etwa um Fahrer von Behörden- oder Werkswagen handelt.
Insulinspritzende Patienten müssen in jedem Fall von einer Medizinisch-Psychologischen Untersuchungsstelle überprüft werden. Omnibusse dürfen von insulinspritzenden Patienten grundsätzlich nicht gefahren werden.

In seltenen Fällen keine Fahrerlaubnis

Vier Gruppen von Diabetikern können – zumindest vorübergehend – keine Fahrerlaubnis erhalten:

1. Diabetiker mit sehr stark schwankenden Blutzuckerwerten und der Neigung zu häufigen Stoffwechselentgleisungen.
2. Zuckerkranke Patienten mit ausgeprägteren Komplikationen des Herzens und des Gefäßsystems, der Augen und der Nieren.
3. Patienten mit einem vorzeitigen Altersabbau, der zu einem Nachlassen des Konzentrations- und Reaktionsvermögens sowie der Kritik- und Urteilsfähigkeit geführt hat.
4. Personen, die weniger als 3 Monate auf Insulin eingestellt sind.

Die Zahl dieser fahruntüchtigen Diabetiker ist gering. Jeder Diabetiker, vor allem der insulinspritzende Patient, muß sich darüber im klaren sein, daß er beim Auftreten einer Hypoglykämie im Straßenverkehr gefährdet ist und unter Umständen einen Unfall verursachen kann. Er wird wie ein Gesunder strafrechtlich voll verantwortlich behandelt, obwohl während der Unterzuckerung sein Bewußtsein getrübt gewesen sein kann, wenn er nicht nachzuweisen vermag, daß er nur alle erdenklichen Vorkehrungen dagegen getroffen hat, daß er in regelmäßiger ärztlicher Überwachung stand und daß er gut eingestellt war. Auch Aufzeichnungen über die Harnzuckerselbstkontrolle können dabei hilfreich sein. Ist es trotz Einhalten aller Vorsichtsmaßregeln zu einer schweren Hypoglykämie mit Unfallfolge gekommen, wird dem Betreffenden vorübergehende Unzurechnungsfähigkeit oder verminderte Zurechnungsfähigkeit zugebilligt. Sinngemäß wird auch bei anderen – sehr seltenen – Delikten verfahren, die während einer Unterzuckerung mit Bewußtseinseinschränkung begangen worden sind. Im Fall eines Verkehrsdelikts kann der Führerschein einbehalten werden, damit einer Wiederholung vorgebeugt wird.

Regeln für autofahrende Diabetiker

Wie also soll sich der autofahrende Diabetiker im Straßenverkehr verhalten? Die Deutsche Gesellschaft für Verkehrsmedizin hat in Zusammenarbeit mit dem Ausschuß „Kraftfahrerernährung" der Deutschen Gesellschaft für Ernährung einen Katalog von Richtlinien verfaßt, die wir Ihnen in komprimierter Form zur Kenntnis geben möchten.
Der diabetische Kraftfahrer muß auch bei längeren Autoreisen grundsätzlich an seiner gewohnten regelmäßigen Kost festhalten. Dies gilt

sowohl für die Hauptmahlzeit als auch für die Zwischenmahlzeiten, die am besten in vorbereiteter Form mitgeführt werden. Bei längeren Fahrten soll alle 2 bis $2^1/_2$ Stunden angehalten, die vorgesehene Nahrung zugeführt und sich etwas Bewegung verschafft werden. Darüber hinaus empfiehlt es sich, stündlich eine Kleinigkeit zu essen. Vor Antritt der Fahrt dürfen keinesfalls weniger Kohlenhydrate als üblich verzehrt werden. Die regulären Zeiten zum Insulinspritzen sowie die vorgesehene Insulinmenge müssen gewissenhaft eingehalten werden. Schnell wirksame Kohlenhydrate in Form von Zucker o. ä. müssen zur Bekämpfung einer eventuellen Unterzuckerreaktion im Wagen in ausreichender Menge griffbereit vorhanden sein. Auch die Mitfahrer sollten darüber Bescheid wissen. Beim geringsten Verdacht auf das Vorliegen einer Hypoglykämie muß unverzüglich angehalten werden. Auch nachdem die Unterzuckerung durch Zufuhr von rasch wirksamen Kohlenhydraten überwunden ist, soll sicherheitshalber noch 15 Minuten bis zur Weiterfahrt abgewartet werden. Alkoholische Getränke in jeder Form sollten weder vor noch während der Fahrt getrunken werden. Nachtfahrten oder andere überlange Reisen, die den gewohnten Lebensrhythmus und damit die Diabeteseinstellung stören, sind zu vermeiden. Aus eigenem Entschluß sollte man sich auch eine Geschwindigkeitsbegrenzung auferlegen; das erhöht die Sicherheit. Diese von SCHÖFFLING veröffentlichten Richtlinien sind in zehn Punkten im Anhang, Merkblatt „Richtlinien für insulinspritzende Kraftfahrer", zusammengestellt, damit sie der Autofahrer gegebenenfalls ausschneiden und im Wagen mitführen kann.
Beherzigen Sie bitte diese Regeln! Und noch etwas – Gute Fahrt!

Diabetiker auf Reisen

Es gibt Diabetiker, die aus Angst, ihr Diabetes könnte entgleisen, niemals verreisen. Die Leser dieses Buchs sollten nicht – oder nicht mehr? – dazugehören. Nach entsprechender Vorbereitung kann nämlich jeder gut eingestellte Zuckerkranke auf Reisen und in Urlaub gehen. Im Grunde gilt es dabei nur, das bisher in diesem Buch Gelernte folgerichtig in der Praxis anzuwenden.

Wissen in die Praxis umsetzen

Oberstes Gebot: Der Stoffwechsel soll nicht entgleisen. Der übliche Zeitplan für Mahlzeiten- und Tabletteneinnahme bzw. zum Insulinspritzen muß daher auch im Urlaub unbedingt eingehalten werden. So selbstverständlich, wie Sie meinen, ist das gar nicht. Empfehlenswert wäre es auch, wenn Sie sich die Auswirkungen körperlicher Aktivität auf den Diabetes und was man dabei beachten muß, erneut vergegenwärtigen würden (S. 61 ff), da Reisen und Urlaub meist mit gesteigerter Muskelarbeit verbunden sind. Der arbeitende Muskel aber verbrennt wesentlich mehr Traubenzucker als der ruhende, so daß der Blutzucker gesenkt und womöglich durch ein Allzuviel das Auftreten von Unterzuckerungen begünstigt wird. Es heißt also, den Stoffwechsel einer gesteigerten körperlichen Aktivität anzupassen. Grundsätzlich kommen dafür sowohl eine Erhöhung der Kohlenhydratzufuhr als auch eine Verminderung der Insulin- oder Tablettenmenge in Betracht (S. 64 ff). In Extremfällen benötigen – wie schon erwähnt – manche Patienten, zum Beispiel beim intensiven Skifahren oder Bergsteigen, nur die Hälfte bis zwei Drittel ihrer sonst üblichen Insulindosis. Weitere Einzelheiten sind auf S. 64 ff ausgeführt. In jedem Fall müssen alle getroffenen Anpassungsmaßnahmen mittels der Harnzuckerselbstkontrolle auf ihre Richtigkeit überprüft werden. Davon sollten Sie sich keineswegs „beurlauben".

Freude am Essen – auch im Urlaub

Das Essen auf Reisen und im Urlaub will überlegt sein. Fährt man ins Ausland, muß man sich über die dort gebräuchlichen Nahrungsmittel und ihre Zuträglichkeit für Diabetiker vorher informieren. Am einfachsten geht man Schwierigkeiten aus dem Weg, indem man für einen Campingurlaub oder einen Aufenthalt in einer Ferienwohnung das Essen von zu Hause mitbringt und selbst kocht. Wer Diabetikermarmelade oder diätetische Süßungsmittel benutzt, ist gut beraten, wenn er sich bereits vor Antritt der Reise entsprechend eindeckt. Natürlich können Diabetiker auch in einem Gasthof oder Hotel

geeignete Mahlzeiten für sich auswählen, vorausgesetzt, sie haben ihr diätetisches Augenmaß mittels einer Diätwaage im täglichen Leben genügend geschult. Dabei gilt es zu beachten, daß viele Speisen in fremden Ländern anders zubereitet werden. Im allgemeinen ist es günstiger, à la carte zu essen, d. h. die Mahlzeit selbst zusammenzustellen, als ein Vollpensionsmenü zu sich zu nehmen, das für alle Gäste gleich angerichtet wird und wenig Spielraum für Änderungswünsche läßt.
Immer häufiger werden komplette Ferienreisen einschließlich Verpflegung für Diabetiker angeboten, beispielsweise auch vom Deutschen Diabetikerbund (S. 118) oder im Diabetes-Journal (S. 120). Auf eigene Faust kann man Gaststätten mit Diätküche ausfindig machen, wenn man sich bei der Gütegemeinschaft Diätverpflegung e.V., 6370 Oberursel 5, Flurstr. 2, Postfach 53 (Tel. 06171/75308), nach den mit dem Gütezeichen RAL ausgezeichneten Restaurationsbetrieben erkundigt. Sicherlich erleichtern solche Vorkehrungen das Reisen für Diabetiker; sie entheben jedoch nicht der Mühe, auch auf sogenannten Diabetikerfahrten und in einer RAL-Gaststätte weiterhin diätetisch mitzudenken. Die dargebotene Nahrung muß auf den individuellen Diätplan abgestimmt werden und darf nicht einfach – „es handelt sich ja schließlich um Diät" – ohne zu überlegen verzehrt werden. Ähnliche Spielregeln gelten natürlich auch, wenn man „nur mal so" in einem Lokal ißt. Diabetiker können und sollen hin und wieder außer Haus speisen, auch Patienten mit erst kurzer Krankheitsdauer. Das fördert das Urteilsvermögen, die richtige Nahrung auszusuchen, und gibt Sicherheit für den Ernstfall; außerdem bestätigt das manchen Zuckerkranken die Freiheit in diesen Dingen und hebt das Selbstgefühl. „Gewußt wie", darauf kommt es an.

Kummer mit dem Insulin?

Nicht selten fragen sich Diabetiker besorgt, ob Insulin in heißen Ländern vorzeitig verdirbt und seine blutzuckersenkende Wirkung verliert. In der Regel sind diese Befürchtungen unbegründet. Direkte Hitze oder Sonneneinstrahlung sollen allerdings vermieden werden. Im Handschuhfach eines Autos oder im Rucksack kann man Insulin aber ohne weiteres mitführen. In besonders heißen Gegenden kann man auch eine kleine Kühltasche zur Aufbewahrung benutzen, ein

Kühlschrank ist also keineswegs Voraussetzung. Auf allen Reisen empfiehlt es sich, den Diabetikerausweis mitzuführen einschließlich eines Vermerks, wie sich dritte Personen im Falle einer Unterzuckerung zu verhalten haben. Einen entsprechenden Hinweis u. a. in Deutsch, Englisch, Französisch, Spanisch finden Sie im Anhang, „Vermerk für den Diabetikerausweis in fremden Sprachen".
Für Reisen in verschiedene Länder sind Impfungen vorgeschrieben. Sie sind für Diabetiker mit dem gleichen Risiko behaftet wie für Nichtdiabetiker. Bei einer heftigen Impfreaktion können die Blutzuckerwerte vorübergehend etwas ansteigen, was Sie als nunmehr erfahrener Diabetiker und geübter „Harnzuckerkontrolleur" mühelos abfangen.

Bei Flugreisen aufpassen

Zuckerkranke sind für gewöhnlich genauso tauglich für Flugreisen wie jedermann. Bei schweren Herz- oder Lungenkrankheiten sollten Sie vorher Ihren Arzt fragen. Probleme für die Diabeteseinstellung können sich ergeben, wenn Sie an einem Tag mehrere Zeitgrenzen überfliegen und Ihr Reisetag dementsprechend um mehrere Stunden kürzer oder länger wird. Einzelheiten müssen im individuellen Fall mit dem Arzt abgesprochen werden; das prinzipielle Vorgehen sollte jedoch klar sein. Verlängert sich der Tag beträchtlich, braucht man mehr Insulin, eventuell wird eine zusätzliche Insulininjektion nötig. Umgekehrt verringert sich die Insulindosis – womöglich um die ganze Abendinsulinmenge – wenn die Flugrichtung den Reisetag stark verkürzt. „Informiert sein" heißt es auch hier. Vor allem darf man die regelmäßige Zufuhr von Nahrung nicht vergessen.
Natürlich kann man als Diabetiker auf Reisen auch einmal erkranken; was man dabei besonders zu berücksichtigen hat, ist auf S. 85 ff abgehandelt. Wir wünschen Ihnen aber, daß Sie die dort gegebenen Ratschläge möglichst nicht in Anspruch nehmen müssen. Vielmehr: Gute Reise und angenehmen Urlaub!

Deutscher Diabetikerbund und Diabetes-Journal

Sollen diabetische Laien sich „organisieren"?

In der Bundesrepublik Deutschland gibt es den Deutschen Diabetikerbund (Anschrift: 6750 Kaiserlautern, Marktstraße 37), der in einzelne selbständige Landesverbände untergliedert ist, sowie den „Bund diabetischer Kinder" (6750 Kaiserslautern, Karl-Marx-Straße 7) und den „Verband zur Förderung der diabetischen Jugend e.V." (4100 Duisburg 28, Straubinger Str. 28). Warum – wird sich mancher fragen – existieren überhaupt solche Vereinigungen? Ist es nicht schon genug, wenn man als einzelner einen Diabetes hat? Müssen sich dann auch noch viele Diabetiker in einer Vereinigung zusammenschließen? Und wird hier womöglich empfohlen, einer solchen Laienvereinigung beizutreten? Auch wenn die Antwort manchem nicht ganz behagen wird, sie lautet: Ja.
Aus der Satzung des Deutschen Diabetikerbunds beispielsweise kann man entnehmen, daß die Ziele des Vereins parteipolitisch und konfessionell neutral sind und daß als Grundlage seiner Arbeit das Bekenntnis zum demokratischen Rechtsstaat angesehen wird. Der Zweck des Vereins ist die Förderung der Gesundheit und der sozialen Rehabilitation der in der Bundesrepublik Deutschland und Westberlin ansässigen Diabetiker, insbesondere durch folgende Maßnahmen:
a) Förderung der Diabetesforschung, Koordinierung wissenschaftlicher und praktischer, medizinischer und ernährungsphysiologischer Erkenntnisse in Zusammenarbeit mit den ärztlichen und wissenschaftlichen Organisationen,
b) Anregung und Förderung von Einrichtungen und Maßnahmen zur Verbesserung der ärztlichen und diätetischen Betreuung sowie der Schulung der Diabetiker,
c) Anregung und Förderung von Einrichtungen und Maßnahmen zur Verbesserung der Diabetesprophylaxe und der Früherkennung des Diabetes mellitus,
d) Wahrnehmung berechtigter Interessen der Diabetiker insbesondere auf Versicherungs-, Versorgungs-, Steuer-, Verkehrs-, Arbeits- und sozialrechtlichem Gebiet,
e) Information und Schulung der Diabetiker auf medizinischem und diätetischem Gebiet durch Publikationen und Veranstaltungen,

f) Unterrichtung der Öffentlichkeit, insbesondere der Bundes- und Landesbehörden, Sozialversicherungsträger, Krankenkassen, Arbeitgeber und Lehrkräfte über die Probleme des Diabetes und
g) Förderung der wohlfahrtspflegerischen Maßnahmen für Diabetiker. Diese Ziele sind dem Paragraphen 2 der Satzung des Deutschen Diabetikerbunds entnommen, die im übrigen – wie jede Satzung eines eingetragenen Vereins – dann noch Angaben über die Mitgliedschaft, die Beiträge, über Gewinn und Vermögensbildung, Mitgliederversammlung usw. enthält.

Einsatz bei den Behörden

Auch der zunächst kritische Diabetiker mag bei einigen der aufgeführten Punkte bereits nachdenklich geworden sein. Vielleicht sagt sich aber doch noch mancher, Förderung der Diabetesforschung und Koordinierung wissenschaftlicher und medizinischer Erkenntnisse sollten eigentlich eine Angelegenheit der Ärzte und eine Aufgabe von Bundes- und Länderbehörden sein, die solche Vorhaben finanziell unterstützen. Ist es aber andererseits nicht auch nützlich, wenn die betroffenen Diabetiker hier selbst aktiv mithelfen und ihre persönlichen Anliegen vortragen? In der Tat hat neben der Deutschen Diabetes-Gesellschaft, der für die Bundesrepublik zuständigen ärztlichen Organisation, auch der Deutsche Diabetikerbund durch seinen steten Einsatz bei Bundes-, Landes- und kommunalen Behörden manches dazu beigetragen, daß Einrichtungen und Maßnahmen zur Verbesserung der Betreuung und der Schulung von Diabetikern geschaffen worden sind und daß die Früherkennung des Diabetes in groß organisierten Früherfassungsaktionen vorangetrieben wurde. Und wem all diese Zielsetzungen noch nicht ausreichend für seinen Beitritt zum Deutschen Diabetikerbund sind, der müßte doch anerkennen, daß der Diabetiker durch diese Einrichtung auch in allen Rechtsfragen unterstützt wird, die so zahlreich auf ihn zukommen. Wie steht es denn mit der „zumutbaren Belastung", die Zuckerkranke haben (S. 109)? Kann man steuerlich etwas absetzen? Ist der Arbeitgeber berechtigt, jemanden nur deswegen zu entlassen, weil er Diabetiker ist? Wie sieht es mit dem Führerschein aus (S. 111 ff)? Und ist es nicht wichtig, daß die Öffentlichkeit immer wieder über die Probleme der Zuckerkranken unterrichtet wird, und zwar von den Betroffenen selbst? Auf eine besonders wertvolle Einrichtung wurde bereits hingewiesen: die Kinderlager des Deutschen Diabetikerbunds (S. 96). Es verwundert nicht, daß der Diabetikerbund demzufolge als gemeinnützig und besonders förderungswürdig anerkannt wurde. Mit jedem neu eintretenden Diabetiker gewinnt die Vereinigung, die für alle Diabetiker in der Bundesrepublik spricht, an Stärke und Geschlossenheit.

Eine Zeitschrift für Diabetiker

Das offizielle Organ des Deutschen Diabetikerbundes ist das Diabetes-Journal. Es ist die einzige Laienzeitschrift dieser Art in der Bundesrepublik, die unter Mitarbeit der Deutschen Diabetes-Gesellschaft, d. h. der zuständigen ärztlichen Fachgesellschaft, einmal im Monat herausgegeben wird. Jeder Diabetiker sollte das Diabetes-Journal halten und über den Verlag Kirchheim & Co., Mainz (6500 Mainz, Kaiserstraße 41) bestellen. Die gleichzeitige Mitgliedschaft im Deutschen Diabetikerbund ist nicht Voraussetzung für den Bezug der Zeitschrift. Im Diabetes-Journal wird natürlich vorwiegend über Diabetesfragen geschrieben, wobei anerkannte Spezialisten in einer dem Laien verständlichen Sprache über Probleme der Zuckerkrankheit berichten. So konnte man beispielsweise in einem der neueren Hefte Abhandlungen lesen über „Sport für diabetische Herzen", „Spielen Viren eine Rolle beim jugendlichen Diabetes?" „Wie die Leber bei jugendlichen Diabetikern Zucker bildet" und „Die Lichtkoagulation" sowie in der Reihe der Diabetikerschulung „Die Insulinbehandlung des Diabetes mellitus". In dem für Ernährungsfragen zuständigen Teil kam das wichtige Thema „Diabetesdiät im Berufsleben" zur Sprache. Aber auch in einem allgemeinen medizinischen Abschnitt werden Diabetiker über Probleme unterrichtet, die eigentlich für jedermann interessant sind: „Ein Facharzt für Krebskranke", „Euthanasie bei alten Menschen?", „Strahlendes Blei in Raucherlungen" und „Hoffnung für Patienten mit Leberversagen".
Ferner informiert in jedem Heft der Deutsche Diabetikerbund sowie dreimal im Jahr der Bund diabetischer Kinder über Veranstaltungen und sonstige Aktivitäten. Schließlich finden wir in der Zeitschrift eine spezielle Spalte für diabetische Kinder und für Fragen aus der Praxis sowie Buchbesprechungen und Kongreßberichte. Deswegen noch einmal der Appell an die Diabetiker im Interesse

ihrer eigenen Information und Weiterbildung: Treten Sie dem Deutschen Diabetikerbund bei und abonnieren Sie das Diabetes-Journal!

Das Geschäft mit dem Diabetes

Dieses Kapitel ist zu traurig, als daß es lang geraten sollte. Wir wollen es kurz und bündig machen: Der Diabetiker ist für Geschäftemacher ein interessanter Patient. Geht es doch darum, einem Menschen, der sich ein Leben lang mit einer Krankheit auseinandersetzen, eine bestimmte Diät einhalten und häufig Medikamente einnehmen bzw. Insulin spritzen muß, etwas aufzuschwatzen, was ihm scheinbar Annehmlichkeiten bringt. So setzen die Geschäftemacher den Hebel dort an, wo der Diabetiker am ehesten verletzlich ist. Dies trifft zunächst auf die Diät zu, die mancher Patient nur ungern einhalten will, sowie auf die Medikamente, die er möglichst nicht nehmen möchte. Immer wieder finden sich in der Presse Berichte und Anzeigen von Scharlatanen, die über Diabetikertee, Blütenpollen, zerstampfte Eierschalen, über elektronische Ströme, Akupunktur, Bauchspeicheldrüsenextrakte, obskure pflanzliche Präparate und ähnliches berichten, um dem Diabetiker „die Diät, das Insulinspritzen und die schädlichen Tabletten" zu ersparen. Wenn der Diabetiker so etwas liest, sollte er äußerst vorsichtig sein. Er soll sich immer von dem Gedanken leiten lassen, daß sein behandelnder Arzt ihm sicherlich dieses „wunderbare" neue Medikament oder die „einzigartige" Behandlungsmethode nicht vorenthalten würde, wenn damit der Diabetes auf so einfache Weise zu beeinflussen oder sogar zu „heilen" wäre. Warum sollte sich der Arzt mit einer Diätberatung oder mit einem Schulungskurs für das Insulinspritzen Mühe machen, wenn es doch ein Pflanzenwässerchen oder eine den Diabetes angeblich heilende Spezialkost gibt, die die ganzen Probleme mit einem Schlag lösen?

Von wem lassen Sie Ihr Haus bauen?

Es ist immer wieder erstaunlich, wie auch intelligente Menschen auf die Anpreisungen solcher Geschäftemacher hereinfallen. Keiner, der etwas auf sich hält, würde sein Haus von jemandem bauen lassen, der nicht Architektur studiert hat. Keiner würde vor Gericht sich von jemandem vertreten lassen, der nicht ein Jurastudium vollendet hat. Aber viele sogenannte intelligente Menschen sind durchaus bereit, ihr Leben, ihre Gesundheit, also ihr ganzes persönliches Schicksal, in die Hände irgendeines Scharlatans zu legen, der ihnen Dinge vorspiegelt, die mit exakter naturwissenschaftlicher Medizin nichts zu tun haben. Man kann sich dies eigentlich nur damit erklären, daß die Mystik, die die Medizin noch immer umgibt, in ähnlicher Weise wirksam wird wie bei Indianern, die an die Sprüche ihres Medizinmanns glauben. Und hier muß der Diabetiker eben seine Entscheidung fällen: Will er einen Medizinmann oder will er einen Arzt als Verantwortlichen für die Behandlung seiner Krankheit? Wenn er einen Medizinmann will, dann war die Anschaffung dieses Buches für ihn leider nur eine unnütze Geldausgabe!

Sind Sie ein Diabetiker oder ein Zuckerkranker?

Handelt es sich bei dieser Überschrift um einen Druckfehler? Diabetiker und Zuckerkranke – ist das nicht ein und dasselbe? Ja und nein! Natürlich bedeutet Diabetes Zuckerkrankheit, und sicherlich kann man einen Menschen mit dieser Zuckerkrankheit ebenso als Diabetiker wie als Zuckerkranken bezeichnen. Dennoch wollen wir hier einen Unterschied machen. In dem Wort „Zuckerkrankheit" steckt etwas eher Pessimistisches, wenn auch für manche Diabetiker Zutreffendes, nämlich die Beschreibung einer fortwährenden Erkrankung mit allen ihren Folgen. Ganz bewußt wurde in diesem Buch vorwiegend vom „Diabetes" und nur selten von der „Zuckerkrankheit" gesprochen, weil wir dem Diabetiker nicht das Gefühl einer andauernden chronischen „Krankheit" geben wollen. Wohl ist der Diabetes nicht heilbar. Andererseits kann man aber aus der *Zuckerkrankheit* einen Diabetes machen, mit dem der Patient voll leistungsfähig bleibt und ein langes beschwerdefreies Leben führen kann. Das ist natürlich nicht einfach und bedarf der Mitarbeit des Patienten.

Auf dem Weg zur „bedingten Gesundheit"

Ein alter Diabetesarzt hat einmal das Wort von der „bedingten Gesundheit" des Diabetikers geprägt, die erreichbar ist, wenn eine gute Einstellung des Stoffwechsels vorliegt. Welche Wege hierzu führen, sollte in diesem Buch gezeigt werden. Natürlich gibt es nach wie vor viele Zucker*kranke*, d. h. in unserem Sinne Patienten, die übergewichtig sind, schlechte Blutzucker- und Blutfettwerte aufweisen, viel Harnzucker ausscheiden und nicht zu ihrem Arzt gehen. Dabei handelt es sich um Patienten, die keine häusliche Harnzuckerselbstkontrolle durchführen, ihre Diät nicht einhalten und Medikamente höchstens dazu verwenden, um – wie sie fälschlicherweise meinen – Diätfehler auszugleichen. Diese Zucker*kranken* werden früher oder später noch kränker! Sie bekommen z. B. Komplikationen an den Blutgefäßen, die zu jenen schweren Schäden führen können, die wir auf S. 72 ff besprochen haben.

Dieses Buch beabsichtigt, dazu beizutragen, daß aus Zuckerkranken Diabetiker werden. Immer noch klingt das merkwürdig in unseren Ohren. Doch wenn wir den Diabetiker beschreiben als einen Menschen, der normalgewichtig und mit seinen Blutzucker- und Blutfettwerten gut eingestellt ist, der seine Diät einhält und seine Medikamente nimmt, der sich zu Hause kontrolliert und beim Arzt kontrollieren läßt, kurzum als einen Patienten, der voll leistungsfähig ist und eine lange Lebenserwartung vor sich hat, dann wird der Unterschied zum Zucker*kranken* klar.

Der Weg zur „bedingten Gesundheit" ist für jeden Patienten offen.

Anhang

Quiz für Diabetiker

Kreuzen Sie bei jeder Frage mindestens eine Antwort als zutreffend an. Bei einigen Fragen sind mehrere Antworten richtig.

Ein solches Beispiel zeigt Ihnen die Frage 1 zur Diätbehandlung des Diabetes.

1. Nach welchen Gesichtspunkten wird die Diät für jeden einzelnen Diabetiker verordnet?
   1. Viel Zucker, da der Patient zuckerkrank ist.
   2. 6–7 kleinere Mahlzeiten über den Tag verteilt.
   3. Der Nahrungsbedarf richtet sich nach Körpergröße und -gewicht sowie der körperlichen Betätigung.
   4. Wenige, aber reichhaltige Mahlzeiten, damit die Bauchspeicheldrüse sich erholen kann und nicht überlastet wird.

Richtig sind die Antworten 2. und 3.

Die Auflösung der anderen Fragen finden Sie am Ende des Quiz.

Testfragen über allgemeines Diabeteswissen

2. Was ist Diabetes mellitus?
   1. Eine erbliche Stoffwechselerkrankung.
   2. Eine Erkrankung, die durch Insulinmangel ausgelöst wird.
   3. Eine erbliche Veranlagung, die durch Übergewicht zum Krankheitsausbruch führen kann.
   4. Eine Krankheit, bei der es nach jahrelangem Bestehen zu Gefäßveränderungen kommen kann.

3. Was sind die wichtigsten Wirkungen von Insulin? Eine Antwort ist falsch.
   1. Insulin schleust den Blutzucker in die Muskeln und das Fettgewebe.
   2. Insulin fördert die Zuckerspeicherung als Stärke in der Leber.
   3. Insulin baut das Fettgewebe auf.
   4. Insulin fördert die Zuckerausscheidung der Nieren.

4. Welches Anzeichen weist nicht auf einen entgleisten Diabetes hin?
   1. Haarausfall.
   2. Müdigkeit.

3. Durst.
4. Vermehrtes Wasserlassen.
5. Akuter Gewichtsverlust.

5. Welche Warnzeichen gehen einem diabetischen Koma voraus?
1. Übelkeit, Erbrechen, Bauchschmerzen, Azetongeruch in der Atemluft.
2. Schluckauf.
3. Durchfälle.
4. nach Salmiak riechender Urin.

6. Warum muß jeder Diabetiker einen vorgeschriebenen Kostplan einhalten?
1. Da er sonst nicht genügend Vitamine erhalten würde.
2. Weil seine Verdauung gestört ist.
3. Weil seine Nieren sonst den Zucker nicht ausscheiden könnten.
4. Keine Antwort ist richtig.

7. Wann werden zusätzlich Insulin oder blutzuckersenkende Tabletten in der Behandlung eingesetzt?
1. Wenn die alleinige Behandlung mit Diät nicht mehr ausreicht.
2. Wenn der Patient anstelle einer Diät lieber Medikamente einnehmen möchte.
3. Grundsätzlich bei übergewichtigen Patienten.
4. Alle Antworten sind richtig.

8. Wie wirkt körperliche Aktivität auf den Blutzucker?
1. Sie senkt ihn.
2. Sie läßt ihn ansteigen.
3. Sie beeinflußt ihn nicht.

9. Warum will man den erhöhten Blutzucker senken?
1. Damit der Patient sich wohlfühlt und leistungsfähig ist.
2. Damit der Arzt dem Patienten keine Vorwürfe macht.
3. Als beste Vorsorge gegen mögliche Spätkomplikationen.
4. Damit akute Entgleisungen vermieden werden.
5. Alle Antworten sind richtig, außer 2.

10. Welche Antwort ist falsch?
1. Ein normales Körpergewicht kann den meisten Fällen von Erwachsenendiabetes vorbeugen.
2. Durch Gewichtsabnahme kann oftmals ein Erwachsenendiabetes wieder in ein verstecktes Stadium zurückgeführt werden.
3. Diabetes ist heilbar durch Frischzellenbehandlung, Akupunktur oder Bestrahlungen.

4. Bei jugendlichen Insulinmangeldiabetikern gibt es nach dem akuten Ausbruch der Krankheit manchmal eine vorübergehende Besserung, jedoch keine dauerhafte Heilung.

11. Wodurch kann ein diabetischer Stoffwechsel entgleisen?
1. Fieberhafte Infekte.
2. Diätfehler.
3. Fehler bei der Insulininjektion.
4. Starke Änderungen der körperlichen Aktivität.
5. Medikamente wie Cortison oder manche harntreibende Mittel.
6. Alle Antworten sind richtig.

12. Was sind die drei Grundnährstoffe?
1. Gemüse, Kohlenhydrate, mageres Fleisch.
2. Bier, Schweinshaxe, Sauerkraut.
3. Kohlenhydrate, Eiweiß, Honig.
4. Fett, Eiweiß, Kohlenhydrate.
5. Diabetikertee, Müsli, Diätbrot.

13. Was ist eine BE?
1. 1 BE ist 12 g Kohlenhydrate entsprechend 25 g Schwarzbrot.
2. 1 BE ist 25 g Kohlenhydrate entsprechend 25 g Schwarzbrot.
3. 1 BE ist 25 g Kohlenhydrate entsprechend 50 g Schwarzbrot.
4. 1 BE ist 12 g Kohlenhydrate entsprechend 50 g Schwarzbrot.

14. Warum werden Kohlenhydrate nach BE berechnet?
1. Weil man nur Brot als Kohlenhydrate essen soll.
2. Weil man in der Diät nur die Kohlenhydrate als BE nicht aber Fett und Eiweiß berechnen muß.
3. Weil man 1 Scheibe Brot als Austauscheinheit benutzt für andere Kohlenhydrate wie Kartoffeln, Teigwaren, Obst, Reis usw.
4. Weil man möglichst wenig BE essen soll.

15. Welche Nahrungsmittel und Getränke enthalten keinen für Diabetiker nachteiligen Zucker (Kochzucker, Malzzucker, Traubenzucker)?
1. Bittere Schokolade, saure Bonbons, Bier.
2. Brot, Kartoffeln, Milch.
3. Eis, Honig, Limonade.
4. Kuchen, Cola-Getränke, Pralinen.

16. Wann muß ein Diabetiker sein Essen abwiegen?
1. Überhaupt nicht; es genügt, wenn er die Menge abschätzt.
2. Er soll nur anfänglich Kohlenhydrate und Fett abwiegen, damit sein Stoffwechsel nicht zu sehr entgleist.

3. Immer, er muß alles wiegen, wenn er ißt.
4. Immer wieder mal, um das anfangs mit der Waage gelernte Schätzvermögen zu überprüfen.

17. Darf ein Diabetiker beliebig viel Fett essen?
1. Ja, weil er keinen Zucker essen darf.
2. Nein, Fett ist ungünstig, weil seine Bauchspeicheldrüse nicht arbeitet.
3. Nein, der Fettverbrauch soll knapp gehalten werden, damit Übergewicht vermieden wird.
4. Ja, denn eine fettreiche Diät unterstützt die Wirkung des Insulins.

18. Welche Arten fetthaltiger Nahrungsmittel sind zu bevorzugen?
1. Butter und Kokosfett.
2. Schweineschmalz und Olivenöl.
3. Speck und Gänseschmalz.
4. Linolsäurereiche Diätmargarine und Sonnenblumen- oder Weizenkeimöl.

19. Wie muß Milch berechnet werden?
1. Überhaupt nicht.
2. Nur nach Broteinheiten; denn Milch enthält Milchzucker.
3. Nach Broteinheiten und Eiweiß; denn Milch enthält auch Eiweiß.
4. Nach Broteinheiten und Fett; denn 1 Liter Vollmilch enthält auch 30–40 g Fett.

20. Welche Obstsorten sind für Diabetiker ungeeignet?
1. Datteln, Dörrobst, Weintrauben.
2. Äpfel, Birnen, Orangen.
3. Kirschen, Pfirsiche, Erdbeeren.
4. Pflaumen, Pampelmusen, Wassermelonen.

21. Welche Süßungsmittel darf man benutzen?
1. Honig und Kandiszucker.
2. Süßstoffe, Fruchtzucker und Sorbit (Sionon).
3. Rohrzucker und Würfelzucker.
4. Traubenzucker, Gelierzucker und Puderzucker.

22. Welche diätetischen Lebensmittel sind nützlich?
1. Diätmehl und -brot.
2. Diabetikerschokolade und -pralinen.
3. Zuckertee und Sauerkrautsaft.
4. Diätmarmelade und Fruchtzucker.

23. Was muß ein Diabetiker wissen, wenn er Alkohol trinken will? Nur eine Antwort ist falsch. Welche?
1. Alkohol enthält viele Kalorien und kann zur Fettsucht führen.
2. Alkohol ist besonders für Leberkranke gefährlich und kann auch bei Lebergesunden einen Leberschaden verursachen.
3. Ständiges Trinken von Alkohol kann zur Trunksucht führen.
4. Alkohol darf unbeschränkt getrunken werden, weil er den Blutzucker nicht erhöht.

Testfragen zur häuslichen Selbstkontrolle

24. Was ist häusliche Selbstkontrolle des Diabetes?
1. Wenn der Arzt ins Haus des Patienten kommt, um den Blutzucker zu kontrollieren.
2. Wenn der Patient zu Hause täglich seinen Urin auf Zucker testet.
3. Wenn der Patient zu Hause täglich seinen Blutzucker selbst prüft.
4. Wenn der Patient seine Diät täglich wiegt und alles aufschreibt, was er ißt.

25. Womit kann man den Urin auf Zucker testen? Eine Antwort ist falsch.
1. Man kann ihn filtern; wenn dabei ein Rückstand im Filterpapier bleibt, ist Zucker vorhanden.
2. Mit Glukoteststreifen, die sich schon bei geringsten Spuren von Zucker im Urin nach dem Eintauchen grün verfärben.
3. Mit Clinitesttabletten, die mittels einer Farbreaktion festzustellen erlauben, ob viel oder wenig Zucker im Urin enthalten ist.
4. Mit Diabur-Test, der auch höhere Harnzuckerkonzentrationen bestimmen läßt.

26. Wann ist Zucker im Urin?
1. Wenn der Blutzucker zu niedrig ist, weil alles über die Niere ausgeschieden wird.
2. Immer, weil der Urinzucker gleich hoch ist wie der Blutzucker.
3. Nie, weil die Niere keinen Zucker ausscheiden kann.
4. Wenn der Zucker im Blut höher ansteigt als 160–180 mg%, wird er bei gesunden Nieren im Urin ausgeschieden.

27. Warum und wann soll man den Urin auf Azeton testen?
1. Azeton kommt nur in der Atemluft vor, deshalb braucht man den Urin nicht auf Azeton zu prüfen.

2. Zucker und Azeton im Urin sind Warnzeichen einer drohenden Stoffwechselentgleisung, deshalb soll man bei mehrfach stark positiven Urinzuckertesten den Urin auch auf Azeton testen.
3. Azeton im Urin zeigt, daß man zuviel Fett gegessen hat, deshalb soll man den Urin einmal pro Woche auf Azeton testen.

28. Wodurch können schlechte Harnzuckerergebnisse verursacht werden? Eine der folgenden Antworten ist falsch.
1. Infolge von Diätfehlern mit übermäßiger Kohlenhydratzufuhr steigt der Blutzucker an und verursacht stark positive Harnzuckertests.
2. Bei fieberhaften Erkrankungen benötigt der Körper mehr Insulin als sonst, so daß es zur Stoffwechselentgleisung mit schlechten Urintests kommen kann.
3. Muskelarbeit senkt den Blutzucker; plötzlicher Mangel an körperlicher Bewegung läßt den Blutzucker ansteigen.
4. Durch ständigen Ärger und Kummer verschlechtert sich die Stoffwechsellage andauernd so, daß alle Urinzuckertests stark positiv ausfallen.

29. Wie verhält man sich bei fieberhaften Erkrankungen? Eine Antwort ist falsch.
1. Man legt sich ins Bett, ohne zu essen oder Insulin zu spritzen und wartet, bis das Fieber wieder vergangen ist.
2. Man spritzt die übliche Insulindosis, testet aber den Urin alle 3 Stunden auf Zucker und Azeton, da der Stoffwechsel bei Fieber leicht entgleist.
3. Ist bei starker Zucker- und Azetonausscheidung im Urin 3 Stunden nach Injektion der üblichen Insulindosis noch keine Besserung der Ergebnisse eingetreten, spritzt man 4 bis 6 E Altinsulin nach.

30. Wie verhält man sich, wenn man wegen Übelkeit und Erbrechen nichts essen kann?
1. Man spritzt kein Insulin, weil man nichts essen kann.
2. Man testet den Urin auf Zucker; bei negativen Ergebnissen spritzt man drei Viertel bis zwei Drittel der üblichen Insulindosis und versucht, Tee und Zwieback zu essen.
3. Man testet den Urin bei stark positivem Zucker auch auf Azeton und spritzt, wenn 3 Stunden nach der üblichen Insulindosis weiterhin eine ausgeprägte Zucker- und Azetonausscheidung besteht, 4 bis 6 E Altinsulin nach.
4. Antwort 2 und 3 sind richtig.

31. Was ist eine Hypoglykämie?
1. Ein zu hoher Blutzucker, der häufiges Wasserlassen verursacht.
2. Ein Blutzucker unter 50 mg%.

3. Ein Unterzucker, der sich mit Schwitzen, Zittern, Heißhunger, Herzklopfen, pelzigen Lippen und Sehstörungen bemerkbar macht.
4. Antwort 2 und 3 sind richtig.

32. Welche Symptome gehören nicht zur Hypoglykämie?
1. Schwitzen und Heißhunger.
2. Herzstechen und häufiges Wasserlassen.
3. Pelzige Lippen und Sehstörungen.
4. Herzklopfen und Unkonzentriertheit.

33. Wodurch kann eine Hypoglykämie entstehen? Welche Antwort ist falsch?
1. Durch ungewohnte körperliche Tätigkeit.
2. Durch verspätete oder ausgelassene Mahlzeiten.
3. Durch zuviel Insulin bei Spritzfehlern.
4. Durch zuviel Kohlenhydrate in der Ernährung.

34. Wie behandelt man eine Hypoglykämie?
1. Man beachtet sie am besten nicht.
2. Man ißt Wurst oder Käse.
3. Man trinkt Fruchtsaft oder ißt 1–2 Broteinheiten Obst oder Brot, notfalls auch 2–3 Zuckerstücke.
4. Man ißt soviel Zucker und Süßigkeiten wie nur möglich.

Testfragen über Spätkomplikationen und Zweiterkrankungen

35. Bei länger bestehendem Diabetes können verschiedene Krankheiten als Spätkomplikationen auftreten. Welche der nachfolgenden Störungen gehören nicht dazu?
1. Veränderungen der kleinen Blutgefäße am Augenhintergrund und der Nieren.
2. Veränderungen an den großen Blutgefäßen des Herzens, des Gehirns und der Beine.
3. Nervenstörungen an den Armen, Beinen und Eingeweiden.
4. Gewebsschwund der Lungen und der Leber.

36. Wodurch wird das Auftreten von Spätkomplikationen begünstigt?
1. Ungenügende Stoffwechselkontrolle mit hohen Blutzuckerwerten und ausgeprägter Harnausscheidung von Zucker und Azeton.
2. Leider sind keine auslösenden Faktoren bekannt.
3. Übermäßige Anstrengung im Berufsleben.

4. Durch Gewichtsabnahme bei Übergewicht, weil dadurch der Körper geschwächt wird.
5. Erdstrahlen oder klimatische Einflüsse.

37. **Welche allgemeinen Maßnahmen kann man gegen die Spätkomplikationen ergreifen?**
    1. Gute Kontrolle des diabetischen Stoffwechsels.
    2. Vorsorgeuntersuchungen.
    3. Vermeiden von zusätzlichen Risikofaktoren.
    4. Behandlung der Erkrankung.

38. **Welche Risikofaktoren führen zu Gefäßerkrankungen?**
    1. Zigarettenrauchen.
    2. Hoher Blutdruck.
    3. Zuckerkrankheit.
    4. Erhöhte Blutfette.

39. **Sowohl Durchblutungsstörungen als auch Nervenschäden können die Füße zuckerkranker Menschen bedrohen. Welche der nachfolgenden Maßnahmen sind gefährlich?**
    1. Täglich die Füße möglichst heiß baden.
    2. Fußpilz frühzeitig behandeln.
    3. Zu enge Schuhe tragen.
    4. Hühneraugen selbst entfernen.
    5. Fußnägel schneiden, obwohl die Sehkraft unzureichend ist.

40. **Welche der genannten Untersuchungen gehört nicht zur Vorsorge gegen diabetische Spätkomplikationen?**
    1. Untersuchung des Magensaftes.
    2. Spiegeln des Augenhintergrundes.
    3. EKG.
    4. Harnstatus.
    5. Tasten der Pulse an den Beinen.

41. **Welche Behandlungsmöglichkeiten gibt es, wenn diabetesbedingte Veränderungen am Augenhintergrund auftreten?**
    1. Augentee.
    2. Stärkere Brille.
    3. Behandlung mit Lichtstrahlen.
    4. Behandlung mit Vitaminen.
    5. Behandlung mit blutungshemmenden Medikamenten.

42. Was kann man gegen Infektionen der Harnwege tun?
1. Nicht baden, da im Badewasser Keime vorhanden sein können.
2. Den Harn auf Bakterien untersuchen lassen und gegebenenfalls eine Behandlung mit Antibiotika durchführen.
3. Den Harn regelmäßig auf Zucker untersuchen.
4. Blasentee trinken.

43. Was trifft zu auf die Schwangerschaft einer Diabetikerin? Eine Antwort ist richtig.
1. Auch leichtere Unterzuckererscheinungen müssen unter allen Umständen vermieden werden; deswegen sollen die Blut- und Harnzuckerwerte hoch sein.
2. Eine strenge Stoffwechselführung erhöht die Chance, ein gesundes Kind zu bekommen. Also scharfe Einstellung mit möglichst normalen Blutzuckerwerten!
3. Je rascher das Gewicht der Mutter während der Schwangerschaft zunimmt, desto lebensfähiger wird das Kind.
4. Während der Schwangerschaft sinkt die Nierenschwelle für Eiweiß, so daß immer Eiweiß im Urin nachweisbar ist.

Sozialmedizinische Testfragen

44. Wie ist die Lebenserwartung eines Diabetikers im Vergleich zu Stoffwechselgesunden?
1. Wesentlich kürzer.
2. Es gibt keine Unterschiede, gleichgültig wie gut oder schlecht der Stoffwechsel kontrolliert wird.
3. Vorausgesetzt die Stoffwechsellage ist gut eingestellt, nicht wesentlich unterschiedlich.
4. Länger, da Diabetiker regelmäßig zum Arzt gehen.

45. Vererbt sich Diabetes?
1. Ja, aber nur wenn die Eltern zuckerkrank sind.
2. Nein.
3. Ja. Der Gang der Vererbung ist allerdings nicht bekannt. Die „Durchschlagskraft" der Vererbung ist erfreulich gering.
4. Nur bei gleichzeitig vorhandener Fettsucht.

46. Können Diabetiker und Diabetikerinnen eigene Kinder haben?
1. Ja.
2. Nein.
3. Nur die Männer.
4. Nur die Frauen.

47. Welche Berufe sind für Diabetiker nicht geeignet?
1. Pilot, Lokomotivführer, Kaminkehrer.
2. Arzt, Krankenschwester oder -pfleger.
3. Beamter oder Angestellter.
4. Gärtner, Schuster oder Schlosser.
5. Tapezierer, Uhrmacher oder Schmied.

48. Können Diabetiker verbeamtet werden?
1. In jedem Fall.
2. Ja, wenn keine wesentlichen Spätkomplikationen nachweisbar sind.
3. Nein, sie fallen zu häufig wegen Krankheit aus.
4. Nein, sie stellen für den Staatsdienst ein zu großes Risiko dar.

49. Was müssen Diabetiker bei Reisen und im Urlaub beachten?
1. Daß Zeitverschiebungen und Verzögerungen richtig im Diät- und Insulinspritzplan berücksichtigt werden.
2. Daß das Insulin immer im Kühlschrank aufbewahrt werden muß.
3. Hitze treibt den Blutzucker in die Höhe.
4. Diabetiker sollten nicht verreisen.
5. Keinen Diabetikerausweis mitnehmen; es könnte jemand herausfinden, daß man zuckerkrank ist.

50. Autofahrende Diabetiker sind nicht häufiger, als es ihrem Bevölkerungsanteil entspricht, in Verkehrsunfälle verwickelt. Was sollten sie mit Sicherheit nicht tun?
1. Die Sicherheitsgurte anlegen; sie können auf die Bauchspeicheldrüse drücken.
2. Vorgeschriebene Mahlzeiten auslassen; mit vollem Bauch fährt man nicht gut.
3. Anhalten, falls unterwegs eine Unterzuckerung droht.
4. Bei Regen fahren.

51. An welche Stellen – abgesehen von Ihrem Arzt – können sich Diabetiker mit ihren speziellen Alltagsproblemen wenden?
1. An den Deutschen Diabetikerbund oder das Diabetes-Journal.
2. An die Abgeordneten im Bundestag oder in den Landtagen; denn viele von ihnen sind selbst zuckerkrank.
3. An eine der vielen Illustrierten oder Boulevardzeitungen; dort wird immer über die neuesten medizinischen Entwicklungen berichtet.
4. An einen „Wunderdoktor"; immer wieder hört man von Diabetesheilungen.

Quizauflösung

Angegeben sind nachfolgend die Nummern der richtigen Antworten auf die einzelnen Fragen:

1. 2./3.
2. 1./2./3./4.
3. 4.
4. 1.
5. 1.
6. 4.
7. 1.
8. 1.
9. 1./3./4./5.
10. 3.
11. 1./2./3./4./5./6.
12. 4.
13. 1.
14. 3.
15. 2.
16. 4.
17. 3.
18. 4.
19. 4.
20. 1.
21. 2.
22. 4.
23. 4.
24. 2.
25. 1.
26. 4.
27. 2.
28. 4.
29. 1.
30. 2./3./4.
31. 2./3./.4.
32. 2.
33. 4.
34. 3.
35. 4.
36. 1.
37. 1./2./3./4.
38. 1./2./3./4.
39. 1./3./4./5.
40. 1.
41. 3.
42. 2.
43. 2.
44. 3.
45. 3.
46. 1.
47. 1.
48. 2.
49. 1.
50. 2.
51. 1.

Tabelle A1 Umrechnung für Blutzuckerwerte von mg pro 100 ml („mg%") in Millimol pro Liter (mmol/l)

mg%	entsprechen	(mmol/l)
20		1,11
40		2,22
60		3,34
80		4,45
100		5,56
120		6,67
140		7,78
160		8,89
180		10,00
200		11,11
220		12,22
240		13,34
260		14,45
280		15,56
300		16,67
320		17,78
340		18,89
360		20,00
380		21,11
400		22,22

im Alter von 36–55 Jahren gemäß Körpergröße, Körpergewicht und körperlicher Tätigkeit

	Körpergröße	Kalorienbedarf bei Idealgewicht		Kalorienbedarf zur Gewichtsabnahme	
	cm	kg	Kal.	von 2,5 kg pro Monat	von 5,0 kg pro Monat
leichte Arbeit –	150	43	2000	1500	1000
körperlich nicht Arbeitende	155	47	2000	1500	1000
	160	51	2100	1600	1100
z.B. Lehrerin – Näherin – Sekretärin,	165	55	2100	1600	1100
Rentnerin – Dolmetscherin	170	60	2200	1700	1200
Straßenbahnschaffnerin	175	64	2200	1700	1200
	180	68	2300	1800	1300
	185	72	2300	1800	1300
mittelschwere Arbeit	150	43	2500	2000	1500
	155	47	2500	2000	1500
z.B. Hausfrau – Putzfrau – Fabrik-	160	51	2600	2100	1600
arbeiterin – Verkäuferin	165	55	2600	2100	1600
Kellnerin – Krankenschwester	170	60	2700	2200	1700
Stewardess	175	64	2700	2200	1700
	180	68	2800	2300	1800
	185	72	2800	2300	1800
schwere Arbeit	150	43	3000	2500	2000
	155	47	3000	2500	2000
z.B. Waschfrau (Handarbeit)	160	51	3100	2600	2100
Bäuerin – Packerin in einer Fabrik	165	55	3100	2600	2100
	170	60	3200	2700	2200
	175	64	3200	2700	2200
	180	68	3300	2800	2300
	185	72	3300	2800	2300

[1] Untergewichtige Personen können 100–300 Kal. mehr als Personen mit Idealgewicht zu sich nehmen. Patienten von 19–35 Jahren benötigen ca. 100 Kal. mehr, Patienten über 55 Jahren benötigen ca. 100–200 Kal. weniger

Tabelle A3 Täglicher Kalorienbedarf bei Männern[1] im Alter von 36–55 Jahren gemäß Körpergröße, Körpergewicht und körperlicher Tätigkeit

	Körpergröße cm	Kalorienbedarf bei Idealgewicht kg		Kalorienbedarf zur Gewichtsabnahme von 2,5 kg pro Monat	von 5,0 kg pro Monat
			Kal.		
leichte Arbeit körperlich nicht Arbeitende z.B. Lehrer – Beamter – Buchhalter Uhrmacher	155	50	2100	1600	1100
	160	54	2200	1700	1200
	165	59	2300	1800	1300
	170	63	2400	1900	1400
	175	68	2400	1900	1400
	180	72	2500	2000	1500
	185	77	2600	2100	1600
	190	81	2700	2200	1700
mittelschwere Arbeit z.B. Schreiner – Schlosser Mechaniker – Weber – Arzt – Vertreter	155	50	2700	2200	1700
	160	54	2800	2300	1800
	165	59	2900	2400	1900
	170	63	3000	2500	2000
	175	68	3000	2500	2000
	180	72	3100	2600	2100
	185	77	3200	2700	2200
	190	81	3300	2800	2300
schwere Arbeit z.B. Metzger – Maurer Bauzimmerer – Holzfäller Bergarbeiter	155	50	3300	2800	2300
	160	54	3400	2900	2400
	165	59	3500	3000	2500
	170	63	3600	3100	2600
	175	68	3600	3100	2600
	180	72	3700	3200	2700
	185	77	3800	3300	2800
	190	81	3900	3400	2900

[1] Untergewichtige Personen können 100–300 Kal. mehr als Personen mit Idealgewicht zu sich nehmen. Patienten von 19–35 Jahren benötigen ca. 100–200 Kal. weniger

Tabelle A 4 Vorschläge zur Berechnung der Diabetesdiät bei Kindern und Jugendlichen

Knaben Größe* in cm	Gewicht* in kg	Kalorien	Mädchen Größe* in cm	Gewicht* in kg	Kalorien
75	10	1000	74	10	1000
88	13	1100	87	12	1000
96	15	1200	96	14	1100
103	17	1300	103	16	1200
110	19	1400	109	18	1300
118	22	1600	116	21	1500
124	25	1600	122	24	1600
130	27	1800	128	26	1700
136	30	1900	133	29	1800
140	33	2000	139	32	1900
144	35	2100	145	36	2100
150	38	2200	152	40	2200
155	42	2300	157	45	2400
163	49	2500	160	49	2400
168	54	2800	161	51	2400
172	59	2800	162	53	2400
174	62	2800	163	54	2400
175	63	2800	163	54	2400
177	64	3000	165	55	2500
180	65	3200	170	59	2700
185	68	3400	175	64	2900
190	72	3600	180	67	3100
195	76	3800	185	70	3300

* Durchschnittswerte bei Lebensalter von 1–18 Jahren

Die für die ersten 18 Lebensjahre ermittelten Durchschnittszahlen des Kalorienbedarfs gemäß der für die Altersklasse errechneten Mittelwerte von Körpergröße und Körpergewicht können der nebenstehenden Tabelle entnommen werden. Außerdem wurden Werte berücksichtigt, die bei außergewöhnlicher Körpergröße als Richtzahl dienen können (Zahlen im schraffierten Feld). Dabei muß berücksichtigt werden, ob der Patient sich noch in der Wachstumsphase befindet (höherer Kalorienbedarf). In jedem Fall soll das der Körpergröße entsprechende Idealgewicht angestrebt werden. Je nach Abweichung von dem angegebenen Idealgewicht sollten bei Untergewichtigen 100–500 Kalorien zugelegt, bei Übergewichtigen 100–1000 Kalorien abgezogen werden. Je nach körperlicher Tätigkeit sind mitunter erhebliche Zulagen erforderlich.

Tabelle A 5 Diätschema und Austauschtabellen für Diabetiker

Diätvorschrift
für Herrn/Frau/Fräulein ─────────

Die tägliche Kost soll enthalten
───── BE (Broteinheiten)

und zwar: 1. Frühstück ───── BE
2. Frühstück ───── BE
Mittagessen ───── BE
1. Zwischenmahlzeit ───── BE
2. Zwischenmahlzeit ───── BE
Abendessen ───── BE
Spätmahlzeit ───── BE

───── g Fett (davon ───── g als Brotaufstrich)
───── g Eiweiß

Berechnung von Kohlenhydraten in der Kost

Es entsprechen 1 BE (1 Broteinheit = 12 g Kohlenhydrate):

A. Mehle, Nährmittel, Teigwaren

Weizenmehl, Type 405, Type 550 (etwa 1 gestrichener Eßlöffel)	16 g = 1 BE
Roggenmehl, Weizengrieß (etwa 1 gestrichener Eßlöffel)	16 g = 1 BE
Stärkemehle (Mais-, Reis-, »Mondamin«, Sago)	14 g = 1 BE
Haferflocken (etwa 2 gestrichene Eßlöffel)	18 g = 1 BE
Cornflakes (Mais), ungezuckert	14 g = 1 BE
Kakaopulver, schwach entölt	32 g = 1 BE
Reis, roh (etwa 1 gestrichener Eßlöffel)	15 g = 1 BE
Reis, gekocht	ca. 50 g = 1 BE
Kartoffelknödelmehl	16 g = 1 BE
Kartoffelknödel	50 g = 1 BE
Eierteigwaren (Spaghetti, Makkaroni, Spätzle) roh	16 g = 1 BE
Eierteigwaren, gekocht	ca. 50 g = 1 BE

Tabelle A 5 Diätschema und Austauschtabellen für Diabetiker (Fortsetzung)

Berechnung von Kohlenhydraten in der Kost

B. Brot

Roggenschrotbrot (Roggenvollkorn) (ca. 1 dünne Scheibe)	26 g = 1 BE
Mischbrot, Grahambrot (ca. 1 dünne Scheibe)	25 g = 1 BE
Weißbrot, Pumpernickel, Steinmetzbrot, Simonsbrot	24 g = 1 BE
Semmel, ca. 1/2 Stück	21 g = 1 BE
Diabetiker-Zwieback (2 Stück)	17 g = 1 BE
Knäckebrot (2 Scheiben)	16 g = 1 BE

C. Milch und Milchprodukte

Trinkmilch, Magermilch, ca. 1/4 Liter	240 g = 1 BE
Buttermilch, saure Milch	300 g = 1 BE
Joghurt	240 g = 1 BE

D. Kartoffeln, Hülsenfrüchte und Gemüse

Kartoffel, geschält (1 hühnereigroße Kartoffel)	60 g = 1 BE
Erbsen, getrocknet, gelb, geschält, reif Bohnen, getrocknet, weiß,	20 g = 1 BE
Linsen, getrocknet	21 g = 1 BE
Schwarzwurzeln	75 g = 1 BE
Meerrettich	80 g = 1 BE
Erbsen, frisch, grün	90 g = 1 BE
Erbsen, Konserve, grün	110 g = 1 BE
Zwiebeln, frisch	120 g = 1 BE
Fenchel	130 g = 1 BE
Rote Beete	150 g = 1 BE
Karotten, Kohlrüben, Rosenkohl, Sellerie, Steckrüben	170 g = 1 BE

Übersicht der Gemüse, von denen bis zu 200 g unberechnet gegessen werden können:

Lauch, Porree Auberginen, Grünkohl, Kürbis, Paprikaschoten	200 g = 1 BE
Rotkohl, grüne Bohnen, Steinpilze,	240 g = 1 BE
Wassermelone	240 g = 1 BE

Übersicht der Gemüse und Salatpflanzen, deren geringer Kohlenhydratgehalt nicht berechnet werden muß.

Broccoli, Blumenkohl, Butterpilze, Champignons, Chicoree, Chinakohl, Endiviensalat, Feldsalat, Gurken, Kohlrabi, Kopfsalat, Pfifferlinge, Radieschen, Rettiche, Rhabarber, Sauerkraut, Spargel, Spinat. Tomaten, Weißkohl, Wirsing

Tabelle A 5 Diätschema und Austauschtabellen für Diabetiker (Fortsetzung)

Berechnung von Kohlenhydraten in der Kost

Es entsprechen 1 BE

E. Obst

Äpfel, Aprikosen, Pflaumen ohne Stein, Kirschen, sauer, mit Stein	100 g = 1 BE
Birnen, Heidelbeeren, Kirschen, süß, Zwetschgen mit Stein	90 g = 1 BE
Bananen, ohne Schale	60 g = 1 BE
Apfelsinen, ohne Schale, Stachelbeeren, reif	130 g = 1 BE
Grapefruits, ohne Schale, Johannisbeeren, schwarz	120 g = 1 BE
Pfirsiche, mit Stein, Preiselbeeren	110 g = 1 BE
Mandarinen, ohne Schale	170 g = 1 BE
Apfelsinen, Grapefruits, Mandarinen, mit Schale	150 g = 1 BE
Erdbeeren, Himbeeren, Johannisbeeren, rot	150 g = 1 BE

N. B. Von den Zuckeraustauschstoffen Fructose (Fruchtzucker, Laevulose), Sorbit (Sionon) und Xylit entsprechen 12 g einer BE.

F. Obstsäfte (unvergoren, ohne Zuckerzusatz)

Apfelsaft	110 g = 1 BE
Grapefruit-, Himbeer-, Orangensaft	120 g = 1 BE
Johannisbeersaft, rot	100 g = 1 BE
Johannisbeersaft, schwarz	90 g = 1 BE
Karottensaft	200 g = 1 BE
Rote-Rüben-Saft	125 g = 1 BE

G. Nüsse, Hartschalenobst, ohne Schale
Nüsse bestehen zu 50–60% aus Fett, deswegen ist ihr Fettgehalt unbedingt zu berücksichtigen!

Erdnüsse	60 g = 1 BE
Mandeln	75 g = 1 BE
Walnüsse	85 g = 1 BE
Haselnüsse	90 g = 1 BE
Kokosnüsse frisch	120 g = 1 BE
Paranüsse	170 g = 1 BE
Cashewnüsse	40 g = 1 BE
Kastanien, Maronen, frisch, ohne Schale	30 g = 1 BE

Tabelle A 5 Diätschema und Austauschtabellen für Diabetiker (Fortsetzung)

Berechnung von Fett in der Kost

Es entsprechen 10 g Reinfett:

A. Streichfette, Kochfette und Eier
Butter, Margarine, Mayonnaise,
Remoulade — 12 g = 10 g Fett
Butterschmalz, Schweineschmalz,
Kokosfett, Pflanzenöle — 10 g = 10 g Fett
Hühnereigelb — 30 g = 10 g Fett
(1 Hühnerei = ca. 6–7 g Fett)

B. Milch und Milchprodukte
Trinkmilch + Joghurt aus Trinkmilch 3,5 % Fett — 285 g = 10 g Fett
Schlagsahne 28 % Fett — 30 g = 10 g Fett
Saure Sahne 10 % Fett — 100 g = 10 g Fett
Camembert 20 % Fett i. Tr. — 100 g = 10 g Fett
Camembert 30 % Fett i. Tr. — 75 g = 10 g Fett
Camembert 45 % Fett i. Tr. — 45 g = 10 g Fett
Tilsiter, Edamer Käse 30 % Fett i. Tr. — 60 g = 10 g Fett
Tilsiter, Edamer Käse, Parmesan 40 % Fett i. Tr. — 40 g = 10 g Fett
Goudakäse, Emmentaler Käse 45 % Fett i. Tr. — 35 g = 10 g Fett
Chesterkäse, Edelpilzkäse 50 % Fett i. Tr. — 30 g = 10 g Fett

Schmelzkäse 20 % Fett i. Tr. — 110 g = 10 g Fett
Schmelzkäse 45 % Fett i. Tr. — 40 g = 10 g Fett
Quark, Hüttenkäse 20 % Fett i. Tr. — 200 g = 10 g Fett
Fettarme Milch 1,5 % Fett — 660 g = 10 g Fett

Ohne Berechnung des Fettgehaltes sind erlaubt:
Magermilch, Buttermilch, Magermilch-Joghurt,
Speisequark (mager)

C. Fleisch
Hammelfilet — 290 g = 10 g Fett
Hammelfleisch, Keule (Schlegel) — 55 g = 10 g Fett
Hammelkotelett, Hammelbrust — 30 g = 10 g Fett
Kalbfleisch, Bug (Schulter) — 200 g = 10 g Fett
Kalbfleisch, Keule (Schlegel) — 835 g = 10 g Fett
Kalbfleisch, Schnitzel — 555 g = 10 g Fett
Kalbfleisch, Haxe — 625 g = 10 g Fett
Kalbsbries — 295 g = 10 g Fett
Kalbsherz — 130 g = 10 g Fett
Kalbshirn — 115 g = 10 g Fett
Kalbsleber — 235 g = 10 g Fett
Kalbsniere — 155 g = 10 g Fett
Kalbszunge — 160 g = 10 g Fett

Tabelle A 5 Diätschema und Austauschtabellen für Diabetiker (Fortsetzung)

Berechnung von Fett in der Kost

Rindfleisch, Blume (Rose), Lende (Rostbeef)	55 g = 10 g Fett
Rindfleisch, Brust (Brustkern), Spannrippe (Querrippe)	45 g = 10 g Fett
Rindfleisch, Bug (Schulter), Kamm (Hals)	160 g = 10 g Fett
Rindfleisch, Filet	230 g = 10 g Fett
Rindfleisch, Keule (Schlegel)	80 g = 10 g Fett
Rinderherz	170 g = 10 g Fett
Rinderleber	325 g = 10 g Fett
Rinderzunge	65 g = 10 g Fett
Schweinefleisch, Bug (Schulter); Keule (Schlegel), Kamm (Halsgrat) (Kotelett)	30 g = 10 g Fett
Schweinefleisch, Filet	100 g = 10 g Fett
Schweinefleisch, Schnitzel	125 g = 10 g Fett
Schweineherz	210 g = 10 g Fett
Schweinezunge	55 g = 10 g Fett
Schweinsleber	175 g = 10 g Fett

D. Wild und Geflügel

Hase	335 g = 10 g Fett
Hirschfleisch	305 g = 10 g Fett
Rehfleisch, Keule (Schlegel)	835 g = 10 g Fett
Rehfleisch, Rücken	285 g = 10 g Fett
Ente	60 g = 10 g Fett
Gans	30 g = 10 g Fett
Huhn (Brathuhn)	180 g = 10 g Fett
Huhn, Brust, kann im Fettgehalt unberücksichtigt bleiben	
Suppenhuhn	50 g = 10 g Fett
Truthahn (Puter, Indian)	70 g = 10 g Fett
Truthahn, Schnitzel	900 g = 10 g Fett

E. Wurstwaren und sonstige Fleischerzeugnisse

Speck, durchwachsen (Wammerl, Frühstücksspeck)	15 g = 10 g Fett
Mettwurst, Plockwurst, Salami	20 g = 10 g Fett
Göttinger, Leberwurst, Teewurst, Cervelatwurst	25 g = 10 g Fett
Gelbwurst (Hirnwurst), Bratwurst, Mortadella, Schweineschinken roh geräuchert	30 g = 10 g Fett
Kalbskäse, Fleischwurst, Leberpastete, Lyoner	35 g = 10 g Fett
Kaßler Ripperl	40 g = 10 g Fett
Fleischkäse (Leberkäse), Münchner Weißwurst	45 g = 10 g Fett
Bierschinken, Wiener Würstchen. Frankfurter	50 g = 10 g Fett

Tabelle A 5 Diätschema und Austauschtabellen für Diabetiker (Fortsetzung)

Berechnung von Fett in der Kost

Schweineschinken gekocht	50 g = 10 g Fett
Bündner Fleisch	105 g = 10 g Fett
Geflügelwurst, fettarm	100 g = 10 g Fett
Corned beef (deutsch)	165 g = 10 g Fett
Tartar	215 g = 10 g Fett
Lachsschinken	250 g = 10 g Fett

F. Fische

Forelle	475 g = 10 g Fett
Goldbarsch	335 g = 10 g Fett
Heilbutt	190 g = 10 g Fett
Karpfen	140 g = 10 g Fett
Seelachs, in Öl (Lachsersatz)	125 g = 10 g Fett
Hering, im Gelee	80 g = 10 g Fett
Hering, mariniert („Bismarckhering"), Bückling	70 g = 10 g Fett
Thunfisch, in Öl	50 g = 10 g Fett
Krabben, Garnelen	455 g = 10 g Fett
Rotbarsch, geräuchert	180 g = 10 g Fett

Ohne Berechnung des Fettgehaltes sind erlaubt: Seelachs, Schellfisch, Kabeljau, Dorsch, Hecht, Schleie, Scholle, Zander, Flunder.

G. Sonstiges

Kokosnuß	30 g = 10 g Fett
Mandeln (süß), Erdnüsse (geröstet) Pistazien	20 g = 10 g Fett
Haselnüsse, Walnüsse, Paranüsse	15 g = 10 g Fett
Kakaopulver, schwach entölt	40 g = 10 g Fett
Oliven, grün, mariniert	70 g = 10 g Fett

An Getränken stehen dem Diabetiker Kaffee, Tee und Mineralwasser ohne Berechnung zur Verfügung. Obstsäfte sind im Rahmen der erlaubten BE-Menge gestattet, dagegen wegen des hohen Zuckergehaltes keine Süßmoste. Milch muß ebenfalls als BE angerechnet werden.

Im allgemeinen soll nicht mehr als ein halber Liter Vollmilch täglich getrunken werden, da sonst die erlaubte Fettmenge nicht eingehalten werden kann (ein halber Liter Vollmilch enthält 15–20 g Fett). Auch auf alkoholische Getränke braucht der Zuckerkranke nicht zu verzichten. Durchgegorene Weine, also naturreine Weine mit Ausnahme von Spätlesen, Auslesen und besonders süßen Sorten, darf er – allerdings nur nach Rücksprache mit seinem Arzt – in kleinen Mengen trinken, ebenso Diabetikerbier, Kognak, Weinbrände und klare Schnäpse.

Vermerk für den Diabetikerausweis in fremden Sprachen

Deutsch
„Ich bin zuckerkrank und werde mit Insulin behandelt. Im Fall von Unwohlsein, anomalem Verhalten oder Bewußtseinsverlust geben Sie mir mehrere Stücke Zucker zu essen, Bonbons, Brot oder ein sehr süßes Getränk. Wenn ich nicht schlucken kann oder nicht sehr schnell zu mir komme, sollte man mir umgehend Glukagon injizieren. Dazu benachrichtigen Sie meine Familie oder einen Arzt oder lassen Sie mich sofort ins Krankenhaus bringen."

Englisch
„I am a diabetic and take insulin injections. In case I seem to be ill or behave abnormally or lose consciousness, give me some sugar or something very sweet to drink. If I can't swallow or if I don't regain consciousness quickly I need a glucagon injection. Therefore please, get in touch with my family or a doctor or have me brought to a hospital."

Französisch
„Je suis diabétique et sous traitement insulinique. En cas de malaise, de comportement anormal ou d'évanouissement veuillez me donner du sucre, des bonbons, du pain ou une boisson très sucrée. Si je ne peux plus avaler ou si je ne reprends pas connaissance rapidement, on doit me donner une injection de glucagon. Veuillez avertir ma famille ou un docteur ou bien me transporter d'urgence a l'hôptial."

Spanisch
„Soy diabético y bajo tratamiento de insulina. En caso de mareo, de comportamiento anormal, o de pérdida de conocimiento, hágaseme absorber azúcar o alguna bebida muy azucarada. Si me fuera imposible tragar, o si no recobrara rápidamente el conocimiento conviene hacerme en seguida una inyección de glucagon. Para ello, prevéngase inmediatamente a mi familia, a un médico, o hágaseme transportar con toda urgencia al hospital."

Dänisch
„Jeg har sukkersyge og bliver behandlet med insulin. Skulle jeg faa et ildebefindende, opføre mig paa unormal maade eller besvime, bedes De give mig et stykke sukker eller en meget sødet drik. Hvis jeg ikke kan synke eller hvis jeg ikke hurtigt kommer til bevidsthed bedes De tilkalde laegen for at give mig en glucagon indsprøjtning, eller hurtigst muligt faa mig bragt paa hospitalet."

Norwegisch
„Jeg har sukkersyke og blir behandlet med insulin. Skulle jeg få et illebefinnende, oppföre meg unormalt eller besvime, bes De gi meg sukker eller

en meget söt drikk. Hvis jeg ikke kan svelge eller hvis jeg ikke kommer raskt til bevissthet, bes De tilkalle en lege for å gi meg en glucagon innspröytning, eller hurtigst mulig få meg brakt på sykehus."

Schwedisch

„Jag är sockersjuk och blir behandlad med insulin. Skulle jag bli illamående, uppföra mig onormalt eller svimma, bedes Ni ge mig socker eller en mycket söt dryck. Om jag inte kan svälja eller om jag inte snabbt kommer till medvetande, bedes Ni tillkalla läkare för att ge mig en glucagoninsprutning eller snabbast möjligt få in mig på sjukhus."

Tschechisch

„Isem diabetik dostávám insulin. Kdyby mi nebylo dobře, kdybych se neobvykle choval, kdybych ztrácel vědomi, dejte mi přeslazený nápoj, několik kostek cukru/mám je u sebe/, nebo alespou housku nebo chleba. Kdybych už nemohl polykat nebo se neprobiral k vědomi, dopravte mne rychle do nejbližši nemocnice nebo k lékaři. Mám u sebe glukagon k injekci do svalu."

Portugiesisch

„Eu sou diabético e trato-me com insulina. Em caso de mau estar, comportamento anormal ou desmaio, dêmme açucar ou uma bebida muito açucarada. Se eu não poder engolir ou se não recuperar ràpidamente, agradecia que me dessem uma injecção de glucagon. Para isso informem a minha familia, chamem um médico ou transportem-me de urgência a um hospital."

Italienisch

„Sono diabetico e sono curato con l'insulina. In caso di malore, di comportamento anormale o di svenimento fatemi prendere zucchero o una bevanda assai zuccherata. Se non sono in grado in inghiottire o se non riprendo rapidamente i sensi e il caso di farmi immediatamente una puntura di glucagon. A tale scopo avvertite mia familia, o un medico, o fatemi transportare all'ospedale."

Jugoslawisch

„Ja sam diabéticar i lečen sam insulinom. U slučaju mučnine, nenormalnog stanja ili gubitka svesti, dajte mi nekoliko kocki šečera ili neko vrlo zasladeno piče. Ako ne mogu da gutam ili ne dolazim brzo svesti potrebno je, bez ikakvog odlaganja, dati mi injekciju glukagona. Radi toga, obavestite odmah moju porodicu ili lekara, ili me hitno odnesite u bolnicu."

Holländisch

„Ik ben suikerpatient en wordt met insuline behandeld. Als ik onwel wordt, me abnormaal gedraag of flauw val, geef me dan suiker of een sterk gesuikerde drank. Als ik niet kan inslikken of niet snel bijkom, moet men meteen mij een glucagon injectie geven. In dit geval, waarschuw mijn familie, een geneesheer of vervoer mij onmiddelijk naar een ziekenhuis."

Ungarisch
,,Cukorbajos vagyor es insulinnal kezelnek. Rosszullèt abnormàlis viselkedès vagy àjulàs esetèn, etessenek velem cukrot vagy erösen cukrozott italt. Ha nem tudnèk nyelni, vagy nem tèrnèk magamhoz hamarosan, azonnali glucagon injekciora van szüksègem. Ez esetben kèrem ezt azonnal vagy a csalàdomnak jelezni, vagy egy orvosnak, vagy vigyenek be azonnal korhàzba."

Merkblatt

Vorsorgeprogramm für diabetesbedingte Gefäßkomplikationen und Folgekrankheiten

Jährlich
1. Messung der Blutfette Cholesterin und Triglyzeride,
2. Spiegelung des Augenhintergrunds,
3. Überprüfung des Harnstatus sowie des Harnstoffs bzw. Kreatinins im Blut.

Alle 2 Jahre, vor allem bei über 35 Jahre alten Patienten:

4. Gefäßstatus, einschließlich EKG, Abhören der Brustorgane und Aufsuchen der Pulse an den Beinen und am Hals,
5. grob orientierende Untersuchung des Nervensystems.

N.B. Häufige Blutdruckmessungen sind zur Erkennung der gefährlichen und bei Diabetikern bevorzugt auftretenden Hochdruckkrankheit erforderlich. Weitere Risikofaktoren für das Entstehen von Gefäßschäden sind Rauchen und Übergewicht!

„Hinweise für die Erzieher diabetischer Kinder"

(Von B. u. R. Sachsse)

1. In jedem Fall sollen der behandelnde oder der Schularzt auf Veranlassung des Schulleiters mit den Lehrern diabetischer Schüler Kontakt aufnehmen und sie mit den Problemen des Krankheitsbildes vertraut machen.

2. Häufigste Komplikation bei insulinbehandelten diabetischen Jugendlichen ist die Unterzuckerung (hypoglykämischer Schock, Insulinreaktion). Sie tritt auf, wenn entweder zu viel Insulin gespritzt, zu wenig gegessen oder zu viel körperliche Arbeit geleistet wurde. Die Anzeichen dafür sind unterschiedlich. Am häufigsten sind Kopfschmerzen (bei Kindern sonst ungewöhnlich!), Schweißausbrüche, Zittern und Wesensveränderungen. Leichte Insulinreaktionen gehen auf Gabe von Süßigkeiten (z. B. bis 4 Stück Würfelzucker) schnell zurück. Oft erkennen die Kinder die Anzeichen selbst rechtzeitig. Nur bei schweren Unterzuckerungen (es kann Bewußtlosigkeit mit Krämpfen auftreten!) ist

Merkblatt

unverzüglich ärztliche Behandlung zu veranlassen. In keinem Falle darf das Kind bei Unterzuckerung ohne Begleitperson nach Hause geschickt werden.

3. Bestes Vorbeugungsmittel gegen Insulinreaktionen ist regelmäßige Nahrungsaufnahme. Es ist daher darauf zu achten, daß das Kind sein mitgebrachtes Brot oder Obst in der großen Pause vollständig verzehrt.

4. Übermäßige Besorgnis bei Insulinreaktionen ist nicht erforderlich, da sie fast ohne Ausnahme folgenlos überstanden werden. Gehäufte Unterzuckerungen sollten allerdings eine ärztliche Überprüfung der Stoffwechsellage zur Folge haben.

5. Im Rahmen einer vertrauensvollen Zusammenarbeit zwischen Schule und Elternhaus ist der Kontakt mit den Erziehungsberechtigten diabetischer Kinder besonders eng zu gestalten. In dringenden Fällen ist eine Benachrichtigungsmöglichkeit (Fernsprecher) zu vereinbaren.

6. An normalem Turn- und Sportunterricht, auch Schwimmen, wenn er jeweils eine Schulstunde nicht überschreitet, kann und soll das diabetische Kind teilnehmen. Eine Befreiung vom Turnunterricht ist nur selten gerechtfertigt. Lediglich körperliche Belastungen, die besonders intensiv (Leistungssport) oder zeitlich ausgedehnt sind (Tageswanderungen), sollen nur nach Rücksprache mit dem Arzt unternommen werden.

7. Kinder, die bereits im Vorschulalter erkrankt sind, haben sich im allgemeinen ihrer veränderten Lebenssituation angepaßt und machen in den Schulbetrieben keine besonderen Schwierigkeiten. Dagegen zieht die Neuerkrankung des Schulkindes mit der damit verbundenen seelischen Belastung und dem Unterrichtsversäumnis (Krankenhausbehandlung) meist auch eine zeitweilige Krise in den Schulleistungen nach sich. Verständnisvolles Verhalten von Eltern und Erziehern bedeutet für das Kind wertvolle Hilfe, sich den veränderten Verhältnissen anzupassen.

„Richtlinien für insulinspritzende Kraftfahrer"

(Nach *Schöffling* u. Mitarb.)

1. Im Kraftfahrzeug müssen immer ausreichende Mengen an schnellverdaulichen, d. h. rasch wirksamen Kohlenhydraten (z. B. Würfel- oder Traubenzucker) griffbereit sein. Auch der Beifahrer sollte über den Aufbewahrungsort dieser Kohlenhydrate informiert sein.

2. Bei Verdacht auf einen beginnenden oder abklingenden hypoglykämischen Schock darf eine Autofahrt nicht angetreten werden.

3. Beim geringsten Verdacht auf einen Schock während der Fahrt muß sofort angehalten werden. Der Fahrer muß Kohlenhydrate zu sich nehmen und abwarten, bis der Schockzustand sicher überwunden ist.

4. Vor einer Fahrt darf der Diabetiker niemals mehr als die übliche Insulinmenge spritzen und muß die vorgeschriebene Tageszeit für die Injektion gewissenhaft einhalten.

5. Vor Antritt einer Fahrt dürfen niemals weniger Kohlenhydrate gegessen werden als sonst. Empfehlenswert ist eher ein geringer Mehrverbrauch an Kohlenhydraten.

6. Bei längeren Fahrten sollte der Diabetiker nach jeder Stunde eine „Kleinigkeit" essen und alle zwei Stunden eine bestimmte Menge an Kohlenhydraten zu sich nehmen.

7. Nachtfahrten und andere lange Fahrten, die den üblichen Tagesrhythmus stören, sollten vermieden werden.

8. Eine Begrenzung der Fahrgeschwindigkeit aus eigenem Entschluß verhilft dem Diabetiker zu erhöhter Sicherheit.

9. Der Diabetiker sollte darauf verzichten, Fahrzeuge mit ihrer Höchstgeschwindigkeit auszufahren.

10. Jeglicher Alkoholgenuß vor und während der Fahrt ist besonders dem Diabetiker generell verboten.

Sachverzeichnis

A
Abgeschlagenheit 17
Abwehrsystem, körperliches 5
Adrenalin 58
Aktivität, körperliche 61 ff
– – regelmäßige 62 f
Akupunktur 121
Alkohol, Energiegehalt 26
Alkoholgenuß, übermäßiger 83
Allergie 53
Altinsulin 45, 53
Angiopathie s. Blutgefäßschäden
Antibabypille s. Ovulationshemmer
Antibiotika 88
Arbeitsförderungsgesetz 105
Arteriosklerose 73
Artosin 38
Askorbinsäure 87
Augenhintergrund 75
Augenlinse 84
Augenspiegelung 74
Austauschtabellen 140 ff
Austrocknung 17 f
Autoreisen 113 f
– Kost 113 f
Azetonbestimmung im Urin 68
Azetonvorstufen 18

B
B-Zellen 7, 9, 45
– Tabletteneinfluß 38
Bauchspeicheldrüse, Gewebszerstörung 5
– künstliche 15 f
Bauchspeicheldrüsenentfernung 8
Bauchspeicheldrüsenentzündung, akute 5
– chronische 6
Bauchspeicheldrüsenextrakt 121
Bauchspeicheldrüsenhormonextrakt 45
Bauchspeicheldrüsenkrankheit 5 f
Bauchspeicheldrüsenschrumpfung 6
Baustoffwechsel 25
Belastung, körperliche 6; s. auch Sport

Bergsteigen 115
Berufskatalog 105 f
– Negativliste 105 f
– Positivliste 106
Berufswahl 105
Betätigung, körperliche ungewohnte 54
Betriebsstoffwechsel 25
Bewußtlosigkeit 18, 59
Biguanide 38, 41 f
– Wirkungsweise 42
Blutdruck, hoher 74
Blutfettbestimmung 20
Blutgefäßschäden 15, 23 f, 72 ff
– Behandlung 76 f
– im Gehirn 73
– Risikofaktoren 73 f
– Vorbeugung 76
Blutgefäßtraining 79
Blutverdünnende Substanzen 87
Blutzucker 9 f
– nach Diabeteseinstellung 21
– nach dem Essen 13
– Medikamenteneinfluß 87
– neue Maßeinheit 11
– – – Umrechnungstabelle 136
– Nierenschwelle 10 f, 17
– normaler 10
Blutzuckeranstieg trotz Behandlung 56
Blutzuckerkosmetik 41
Blutzuckersenkung durch Insulin 11
– Muskelarbeit 62 f
Blutzuckerspitzen, Vermeidung 30
Brand, diabetischer 23
Bronzediabetiker 6
Broteinheit 34
Bundessozialhilfegesetz 105
– Rechtsanspruch 110 f

C
Chloronase 38
Cholesterin 21, 76
Clinitest-Tabletten 68
Cortison 8, 53, 87

Coxsackievirus 5
Cyclamat 31

D

Depotinsulin 29, 45
Deutscher Diabetikerbund 116, 118 ff
Diabetes, Beginn 4 ff, 12
– – während der Schwangerschaft 6
– Begleiterkrankungen 77 ff
– Besserung durch Gewichtsabnahme 14
– entgleister 17
– Erbgang 4
– Erwachsenentyp 1 f, 4, 12, 68
– – im Kindesalter 90
– Häufigkeit 2 f
– kindlicher 5
– – Diätberechnung 139
– – Ersteinstellung 90
– – Kost 92 ff
– – Merkblatt für Erziehungsberechtigte 150
– Remissionsphase 14, 90
– – Schulung 90
– – Sport 94 f
– Komplikationen 77 ff
– Langzeitbehandlung 23
– manifester 3
– Medikamenteneinsparung 24
– Risikofaktoren 4 ff
– Selbstkontrolle 14, 19
– Spätkomplikationen 15
– – Schutz 23
– versteckter 3, 5, 13
– Vorsorgeprogramm – Merkblatt 149
Diabetes-Journal 116, 118 ff
Diabetesbehandlung, Diätfehler 40 f
– mit Tabletten 37 ff
– – Nebenwirkungen 39
Diabetesdiät 25 ff
– Beratung 33
– Berechnung 33 f
– Kalorienbedarf 27 f, 100, 137 f
– Mahlzeitenaufteilung 28 f
– Mehrkosten 109
– Verordnung 33
Diabetesdiätschema 33, 140 ff
Diabeteseinstellung 15
– mit Diät 21

Diabeteseinstellung, Idealfall 20
– mit Insulininjektionen 21, 46
– Richtwerte 21
– mit Tabletten 21
Diabetiker am Arbeitsplatz 108
– autofahrender 113 f
– beschwerdefreier 1 f
– fahruntüchtiger 112 f
– hochdruckkranker 32
– insulinabhängiger instabiler 20
– insulinbedürftiger 39
– insulinspritzender 1, 12, 15, 69 f
– – körperliche Aktivität 62
– – Nahrungszufuhr 29
– – Richtlinien für Kraftfahrer 152
– – Unterzuckerreaktion 58
– jugendlicher 5, 8, 12, 17
– kindlicher 8, 89 ff
– – Erwerbsfähigkeit 109 f
– – schulische Leistungsfähigkeit 95
– kranker 85 ff
– im Krankenhaus 88
– im Öffentlichen Dienst 106 f
– Operation 89
– positive Motivation 22
– psychologische Beeinflussung 22
– Reisen 114 ff
– soziale Probleme 111
Diabetikerausweis 65
– in Fremdsprachen 146 f
Diabetikerbier 31
Diabetikerbrot 32
Diabetikergebäck 32
Diabetikerhaushalt 103
Diabetiker-Lebensmittel 31
Diabetikermehl 32
Diabetikerschokolade 32
Diabetoral 38
Diätetische Lebensmittel 31
Diätwaage 36
Disaccharide 26
Drei-Stufen-Kontrollplan 68 ff
Druckempfindlichkeit 78
Durchfall 81, 85
Durst 1, 17

E

Ehegründung 103 f
Ehepartner, diabetische 104

Ehepartner, nichtdiabetischer 104 f
Einmalspritze 48, 66
Einspritzungsstellen 51
Eisenspeicherkrankheit 6
Eiweiß 25, 27
– Energiegehalt 26
Eiweißberechnung 35
Erblindung 23
Erschöpfungszustände 64
Erwachsenendiabetes s. Diabetes, Erwachsenentyp
Erwerbsminderung 109
Euglucon 5: 38
Extra-Broteinheiten 64 f

F
Fallfuß 81
Fehlgeburten 98
Fett 25, 27
– Energiegehalt 26
– verstecktes 35
Fettaustausch 35
Fettaufbau durch Insulin 11
Fettberechnung 35, 143 ff
Fettgewebsgeschwulst 53
Fettgewebsschwund 53
Fettsäuren 18
Fettstoffwechsel, Insulineinfluß 12
Fettsucht 4, 74
Flugreise 117
Freie Kost 92 f
Fruchtzucker 26, 30
Führerschein 111 ff
– Eignungsgutachten, ärztliches 112
– – durch Medizinisch-Psychologische Untersuchungsstelle 112
Fußpflege 78 f

G
Gallensteine 82
Gangrän 73
Gefäßstatus 76
Gesundheit, bedingte 123
Gewichtsabnahme 14, 17, 24, 82
– auffällige 1
– sportliche Betätigung 64
Glibenese 38
Gluborid 38
Glucophage retard 42

Glukagon 6, 66
Glukose 9, 29
Glukosebelastung 3
– orale 13
Glukosefreisetzung aus der Leber 11
Glurenorm 38
Glutril 38
Glykogen 26
Grundnährstoffe 25
Guanidin 37 f

H
Hämochromatose s. Eisenspeicherkrankheit
Harn, frisch produzierter 69
Harnazetonausscheidung 18
– nach Diabeteseinstellung 21
Harnstatus 76
Harnstoff im Blut 76
Harntreibende Mittel 8, 87
Harnzucker 9 ff
Harnzuckerausscheidung 9
– nach Diabeteseinstellung 21
Harnzuckerselbstkontrolle 65 ff, 93 f, 115
– Drei-Stufen-Kontrollplan 68 ff
– Untersuchungsmethoden 67 f
Harnzuckerteststreifen 2, 68
Harnzuckerwerte, verfälschte 87
Hautfarbe, rauchbraune 6
Hautinfektion 83
Herzkranzgefäßschäden 73
Hilflosigkeit 110
Hirnanhangdrüse, Hormone des Vorderlappens 6
Hochleistungssport 64
Hormondrüsenüberfunktion 6, 8
Hormonhaushalt 6, 8
Hungerzustand 28
Hyperglykämie, gegenregulatorische 72
Hypoglykämie 19, 53 ff
– Behandlung 60
– Diätfehler 53
– bei falscher Tabletteneinnahme 39 f
– hormonelle Gegenreaktion 58 f
– bei Krankheit 86
– bei Schwangerschaft 99
– Symptome 59

Hypoglykämie, nach Tabletteneinnahme 59 f
– Vermeidung 23
– Weitsichtigkeit 84
– zu hohe Insulindosis 53

I
Impfungen 117
Infekt, fieberhafter 85
Infektion 4 f
INH 88
Injektionsgerät, automatisches 49
– Sterilisation 48 f
Insulin, Blutzuckersenkung 11 f
– Fettaufbau 11 f
– hochgereinigtes 53
– Injektionszeitpunkt 47
– Lagerung 48
– – im Urlaub 116
– Nebenwirkungen 47
– Wirkungsdauer 46
Insulindosis 54
– Harnzuckerselbstkontrolle 65
– bei körperlicher Aktivität 62, 65
– Nachspritzen 85 f
– bei Schwangerschaft 100
– Verringerung 65, 86
Insulinmangel 11
– absoluter 9, 12, 18
– relativer 9, 12
Insulinmangeldiabetes 89
Insulinmangeldiabetiker 38
– überspritzter 54
Insulinödem 52
Insulinpräparate 46
Insulinresistenz, antikörperbedingte 53, 56
Insulinwirkung 11 f
Intermediärinsuline 45

J
Joule 26
Juckreiz 83
Judometacin 87
Jugendlichendiabetes 5, 8, 12, 17

K
Kalorienbedarf 27 f, 100, 137 f
– für Frauen (Tab.) 137
– für Männer (Tab.) 138
– bei Schwangerschaft 100

Kilojoule 26
Kochfett 35
Kohlenhydrate 10, 25 f
– Energiegehalt 26
Kohlenhydrataustausch 34
Kohlenhydratberechnung 34, 140 ff
Koma, diabetisches 1, 18, 45
– – Verhinderung 22 f
– – Warnsymptome 18 f
Körpergewichtskontrolle 93 f
Körpergewichtsregulierung 20 f, 24 ff
Kost im Urlaub 115 f
Kraftfahrtauglichkeit, Begutachtung 112
Kreatinin im Blut 76
Kündigungsschutz 109

L
Langerhanssche Inseln 6 f, 9, 45
– – Transplantation 15
Lebensmittel, diätetische 31 f
– kalorienreiche 32, 35
– unerwünschte 32, 35
– unnötige 32
Leber, Glukosefreisetzung 11
Leberentzündung, akute 83
– chronische 5, 83
Leberkrankheit 5 f
Leberstärke 11
Leistungsfähigkeit, schulische 95
Leistungsspitzen 64
Lichtkoagulation 77

M
Makroangiopathie 73
Malzzucker 26, 29
Mastfettleber 82
Medikamente, Blutzuckerbeeinflussung 87
– Gefährdung 8
Medikamentengläubigkeit 40
Merfen 66
Meßbecher 36
Mikroangiopathie 73
Milchzucker 26
Millimol 11
– Umrechnungstabelle 136
Mineralsalzverlust 18
Müdigkeit 17

Muskelarbeit 62
Muskelstärke 11

N
Nahrungsmittelaustausch 33
Nebennierenhormone 6, 8, 58
Necrobiosis lipoidica 83
Nervenerkrankung, diabetische 78, 81
Netzhauterkrankung, diabetische 74
– – Behandlung 76 f
Neugeborenes, überschweres 13 f
Neuropathie s. Nervenerkrankung
Neutralfett im Serum 21
Nierenentzündung, chronische 75
Nierenerkrankung, diabetische 75
Nierenschwelle, Blutzucker 10 f, 17
Nierenversagen 35
Nikotinsäurepräparat 87
Nüchternblutzuckerwerte 13
Nulldiät 28

O
Öffentlicher Dienst, Einstellung 106 f
Öle, pflanzliche 27
Operation 6
Ovulationshemmer 8, 87

P
PAS 88
Penizilline 87 f
Periodenblutung, unregelmäßige 104
Pilzinfektion 78
Potenzstörungen 23
Pro-Diaban 38
Pubertät 91

R
Rastinon 38
Ratschowsche Rollübung 80
Rauchen 73 f
Redul 38
Retinopathie s. Netzhauterkrankung 74
Rohrzucker 26, 29

S
Saccharin 31
Säuglingssterblichkeit 97

Schaufensterkrankheit 73, 79
Schilddrüsenhormone 6
Schlafmittel 87
Schlaganfall 73
Schmerzsinn 78
Schrumpfleber 6, 83
Schwangere, diabetische, Diätprobleme 36
– – Komplikationsrate 98
– – Risiko für das Kind 98, 101
– – Überwachung 100 f
Schwangerschaft 6, 97 ff
– Geburtstermin 101
– Vorbereitung 99
– wiederholte 102
Sehstörung 84
– vorübergehende 51
Semi-Euglucon 38
Serumcholesterin nach Diabeteseinstellung 21
Skifahren 115
Sommerferienlager 96
Sorbit 26, 30
Sport 63
– bei kindlichem Diabetes 94 f
Spritzen nach Plan 50, 52
Spritztechnik 49 f
Stärke 26, 29
Sterilisation der Injektionsgeräte 48 f
Stoffwechselentgleisung 56 f
Stoffwechsellage bei Schwangerschaft 99
– schwankende 71
– – in der Pubertät 91
Streichfett 35
4-Stunden-Sammelurin 70
Sulfonamide 37 f
Sulfonylharnstoffe 37
Süßungsmittel 30

T
Taschenapotheke 66
Temperatursinn 78
Tetrazykline 87
Tolbutamid 38
Tolbutamidtest, intravenöser 13
Traubenzucker s. Glukose
Triglyzeride 21
Turnunterricht 95

U
Übergewicht 4, 82
- bei Kindern 89
Übersäuerung 18
Umschulungshilfe 105
Untergewicht 1
Unterzuckerung s. Hypoglykämie
Urin s. Harn

V
Verletzung, schwere 6
Vier-Stunden-Sammelurin 70
Virusinfektion 5
- fehlgeleitete Abwehrreaktion 5
Vitamin C 87
Vitamine 28
Vorsorgeprogramm 149

W
Wasserlassen, vermehrtes 1, 17
Weitsichtigkeit 84

X
Xylit 26, 30

Z
Zellen, insulinproduzierende 7
Zigarettenrauchen 73 f
Zirrhose s. Schrumpfleber
Zucker, zusammengesetzte 26
Zuckeralkohole 26
Zuckeraustauschstoffe 26, 30
- Nebenwirkungen 30
Zuckerbleastungsprobe s. Glukosebelastung
Zuckerinjektion, intravenöse 61
Zuckerkranker 122 f
Zufallsdiabetiker 1, 4, 68
Zwei-Tropfen-Methode 68

Kohlenhydrat- und
Fett-Austauschtabelle
für Diabetiker

Herausgegeben vom Ausschuß „Ernährung" der
Deutschen Diabetes-Gesellschaft
2., neubearbeitete Auflage
1978. 16 Seiten, 10,5 x 14,8 cm
‹ Thieme Ärztlicher Rat › DM 4,80
ISBN 3 13 544402 3

Diätbuch
für Nierenkranke

Ein Ratgeber für Ärzte, Diätassistentinnen und
Nierenkranke
Mit 530 Menüvorschlägen
Von Prof. Dr. R. Kluthe, Freiburg,
Dr. H. Quirin, Bad Rippoldsau
4., überarbeitete Auflage
1978. VI, 305 Seiten, 11 Tabellen, 115 Tagespläne
14,4 x 21,6 cm
‹ Thieme Ärztlicher Rat › kartoniert DM 14,80
ISBN 3 13 361904 7

Ernährung bei
Fettstoff-
wechselstörungen

Mit 62 Diätrezepten, Tabellen, Tagesdiätplänen
mit Kalorienangabe
Von Prof. Dr. G. Schlierf, Heidelberg,
R. Geiss, Heidelberg, G. Vogel, Heidelberg
Geleitwort von Prof. Dr. Dr. h. c. G. Schettler,
Heidelberg
1976. X, 92 Seiten, 14,4 x 21,6 cm
‹ Thieme Ärztlicher Rat › kartoniert DM 10,80
ISBN 3 13 529901 5

Ärztlicher Rat
für Patienten mit
Bandscheiben-
schäden

Gesunde und kranke Bandscheibe
Vorbeugen durch Wissen und Handeln
Von Prof. Dr. P. Oldenkott, Tübingen
Unter Mitarbeit von G. Blätzner, Tübingen
Geleitwort von Prof. Dr. W. Driesen, Tübingen
1977. VI, 100 Seiten, 71 Abbildungen in
123 Einzeldarstellungen, 14,4 x 21,6 cm
‹ Thieme Ärztlicher Rat › kartoniert DM 12,80
ISBN 3 13 544201 2

*Über 50 weitere Titel finden Sie in unserem ausführlichen
Farbprospekt ‹Thieme Ärztlicher Rat›*

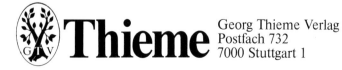

Georg Thieme Verlag
Postfach 732
7000 Stuttgart 1